AF537636

DER WEG DER WAHRHEIT

DR. SUCHARIT BHAKDI im Gespräch

Kamasha Verlag

Kamasha Verlag – Bücher der Zukunft
für mehr innere und äußere Freiheit

Kamasha® Verlag
Kamasha Versandhandel GmbH
Marie-Curie-Straße 6
36039 Fulda / Deutschland
verlag@kamasha.de / shop-kamasha.de

ISBN: 978-3-936767-72-8
5. Auflage: November 2024 (Erstausgabe: Juni 2023 /
Erweiterte, aktualisierte 3. Auflage: August 2024)
Interviews/Manuskript: Elisabeth Purkrabek
Lektorat: Kamasha Verlag, Fulda
Foto-Rechte: Prof. Dr. Sucharit Bhakdi
Cover-Design unter Verwendung von:
http://istockphoto.com/Polina21
Satz: DRUCK+SATZ, GbR Mayer und Lorz, Großräschen
Druck: Tausendfüssler Dialogmarketing, Fulda

Bibliografische Information der Deutschen Nationalbibliothek: Die Deutsche Nationalbibliothek verzeichnet diese Publikation in der Deutschen Nationalbibliografie.

WIDMUNG

Die mit der 3. Auflage aktualisierte und ergänzte Version dieses Buches ist dem Andenken an Professor Arne Burkhardt gewidmet, einer der größten Persönlichkeiten unserer Zeit. Auf der unerbittlichen Suche nach der Wahrheit verließ Arne Burkhardt den Ruhestand und eröffnete sein Pathologisches Institut in Reutlingen neu, um unentgeltlich histopathologische Untersuchungen über mögliche schädliche Auswirkungen der genbasierten „COVID-Impfstoffe" durchzuführen. Zusammen mit seinem Freund und Kollegen Professor Walter Lang entdeckte er, dass die Wirkstoffe die Neigung haben, Vaskulitis zu verursachen und immunologische Selbstangriffe in allen Organen des Körpers auszulösen. Arne und Walter waren kurz davor, ihre bahnbrechenden Erkenntnisse zu veröffentlichen, als sich der tragische Unfall ereignete, der Arne Burkhardts Leben am 30. Mai 2023 jäh beendete.

Die Welt trauert um diesen edlen Mann. Sein Werk lebt in einer Festschrift weiter, die von Walter Lang und Ute Krüger zusammengestellt wurde: „Geimpft – gestorben. Histopathologischer Atlas der Corona-Impfschäden", ISBN 978-3-00-079301-1, Verlag Martin Z. Schröder, Berlin, 2024

Liebster Arne,

deine Beiträge für die Menschheit werden ewig weiterleben.

Ich bin dir auf ewig dankbar.

Inhaltsverzeichnis

VORWORT

Begegnungen

Wie vielen Menschen begegnet man in seinem Leben? Forscher schätzen, dass jeder im Mittel etwa 5000 Gesichter kennt. Nur wenige Begegnungen berühren einen so, dass diese Personen für immer im Herzen bleiben. Der beste Freund, die beste Freundin, der Lieblingsmensch. Manche Menschen begleiten uns nur eine kurze Zeit, andere bleiben länger und man wächst aneinander, manche bleiben ein Leben lang. Ich habe das Glück, sagen zu können, dass ich vielen unglaublich tollen Menschen begegnen durfte.

Die aber seltsamste Begegnung ereignete sich im Jahr 2009, als ich den W.H. Hauss-Preis der Gesellschaft für Arterioskleroseforschung erhielt und nach Blaubeuren reiste, um den Preisvortrag zu halten. Auf der Jahrestagung der Gesellschaft präsentierten Arbeitsgruppen aus dem In- und Ausland ihre neusten Ergebnisse. Einige Befunde waren spannend, andere weniger und manche waren noch nicht ausgereift und warfen Fragen auf. Wissenschaft lebt von der offenen kritischen Diskussion. Als Quereinsteiger auf dem Gebiet hielt ich mich zurück, aber im Publikum saß einer, der sich regelmäßig zu Wort meldete und genau die Fragen stellte, die mir beim Zuhören der Vorträge auch durch den Kopf gingen. Er sprach immer höflich, aber dezidiert und fundiert. Ich kannte ihn nicht und sollte erst in der Mittagspause erfahren, um wen es sich handelte: um einen gewissen Sucharit Bhakdi aus Mainz, der am nächsten Tag für sein Lebenswerk die Rudolf-Schönheimer-Medaille der Gesellschaft bekommen würde. Ganz unverhofft eröffneten sich Möglichkeiten der wissenschaftlichen Zusammenarbeit und unser erstes gemeinsames Forschungsprojekt ging an Ort und Stelle in die Planung. Auf diese wahrlich seltsame Weise kamen unsere Lebenswege zusammen.

Sucharit unterschied sich damals schon von anderen Wissenschaftlern, die sich meistens nur in ihrem eigenen Spezialgebiet auskennen. Er arbeitete sich immer wieder in neue Themengebiete ein, er ist ein Generalist. Seine profunden Kenntnisse reichen von Bakteriengiften über Viren und Parasiten bis hin zur Malaria und nicht zuletzt zur Arteriosklerose. Seine Fähigkeit, Sachverhalte aus verschiedenen Gebieten miteinander zu einem neuen Ganzen zu verknüpfen, konnte ich in dieser Form bei keinem anderen Menschen beobachten. Wenn ich im Laufe meines wissenschaftlichen Lebens eine Sache gelernt habe, ist es diese: Grundlegende Prinzipien in der Biologie wiederholen sich und erfüllen einen Sinn. Sie zu erkennen, ist die große Kunst in der Forschung. Wer verstanden hat, diese zu erkennen, kann dadurch Rückschlüsse ziehen auf Unbekanntes. Bei Corona war das nicht wirklich schwer, denn Corona-Viren gab es schon seit Jahrzehnten. Bei anderen Fragestellungen, vor allem bei individuellen Erkrankungen, ist es viel schwerer. Da reicht es nicht, „Forscher" zu sein, man braucht auch die medizinischen Fachkenntnisse. Diese Kombination bei Sucharit ist einfach extrem beeindruckend. Immer wieder meldeten sich ratlose Kollegen, die bei ihren Patienten nicht weiterwussten, und immer wieder gelang es ihm, Vorschläge zur Diagnose und Therapie zu unterbreiten, die sich dann als richtig herausstellten.

Eine weitere bemerkenswerte Eigenschaft ist seine ausgeprägte Empathie für die Mitmenschen. Ich habe nie erlebt, dass Sucharit einem anderen Menschen nicht mit freundlicher Offenheit begegnet ist. Ich habe niemanden kennengelernt, der in seinem Herzen friedliebender sein könnte. Seine tiefe Anteilnahme am Schicksal anderer Menschen war schon immer die Antriebskraft für seine Aufklärungsarbeit. Er kämpfte gegen den BSE-Wahnsinn, die Anthrax- und Pockenhysterie, gegen die angeblichen Gefahren der Vogelgrippe, gegen die EHEC-Panik und gegen die erste Fake-Pandemie, die Schweinegrippe. Nie ließ er sich den Mund verbieten und setzte immer alles daran, die Menschen vor geschürter Angst und Panik zu bewahren.

So hatte ich also einen wirklich außergewöhnlichen Menschen kennengelernt. Damals war er außerhalb der Fachwelt wenig bekannt, denn wie alle echten Wissenschaftler scheute er das Leben in der Öffentlichkeit. Das hat sich inzwischen geändert. In der Corona-Zeit sind unzählige Menschen auf der ganzen Welt Sucharit „begegnet" – manche direkt, viele andere über Videos oder Interviews. Er ist eine öffentliche Person geworden. Und das behagt ihm ganz und gar nicht. Alles, was er tat und tut, geschah und geschieht aus innerer Überzeugung bzw. Notwendigkeit, nie aus einem Selbstzweck heraus.
Von den USA, Großbritannien, Kanada bis nach Japan, Australien, Indien, Tansania oder Israel, überall hat sich Sucharit für eine offene kritische Diskussion, für die Wahrheitsfindung und für die Menschen eingesetzt. Trotz heftigster Diffamierungen und böswilliger Anschuldigungen ist er immer standhaft geblieben, der Wahrheit verpflichtet.

Wie ist er zu diesem ungewöhnlichen Menschen geworden? Ich denke, es ist das Ergebnis eines wahrlich außergewöhnlichen Lebens. Kommen Sie mit auf eine faszinierende und spannende Reise von den USA über die Schweiz nach Ägypten, nach Thailand und nach Deutschland - hier, wo eine bewegte Zeit auf ihn wartete. In diesem Buch begegnen Sie dem Menschen und dem Wissenschaftler ganz persönlich. Lassen Sie sich entführen in Geschichten wie aus Tausendundeiner Nacht, begleiten Sie Sucharit auf seinem Weg der Wahrheit.

Karina Reiss

WELTOFFENHEIT IN DIE WIEGE GELEGT

Die ersten Jahre

Sie sprechen fast perfekt Deutsch, stammen jedoch nicht aus Deutschland. Wo wurden Sie geboren?

Ich bin Thailänder und wurde 1946 in Washington D.C. geboren. Mein Vater war Diplomat und Sekretär an der thailändischen Botschaft in Amerika.
Er wurde 1906 geboren und kam aus einer der alten Familien Thailands. Er trat direkt nach dem Abitur ins Außenministerium ein, also ohne Studium, weil er sehr begabt war und auch sehr gut Englisch konnte. In der Schule hatte er nämlich einen englischen Lehrer. Mein Vater war damals nur 18 Jahre alt.
1931 wurde er an die Botschaft in London, anschließend 1935 an die Botschaft in Washington D.C. geschickt.

Meine Mutter war Jahrgang 1916, zehn Jahre jünger als mein Vater. Auch sie war eine hervorragende Schülerin und erhielt als eine der drei besten Abiturienten des Landes das sogenannte „King's Scholarship" (Königsstipendium). Sie konnte wählen, wo sie hingehen und was sie studieren wollte, und der König bezahlte alles, von A bis Z. Meine Mutter war die erste Frau, die dieses Stipendium erhielt. Deswegen wurde sie schon sehr früh, bereits als Studentin, landesweit bekannt. Sie wählte den Weg nach Amerika und entschied sich für ein Medizinstudium an der Johns Hopkins Universität, die zu der Zeit extrem angesehen war. So kam es, dass meine Mutter auch die erste thailändische Frau war, die das medizinische Staatsexamen im Ausland absolvierte.

Ihre Eltern lernten sich in Amerika kennen, wie kam das?

Meine Mutter suchte im Jahr 1938 die Botschaft auf. In ihrer Autobiografie beschrieb sie, wie die Tür zur Botschaft aufging – da stand sie vor einem wahnsinnig gutaussehenden Mann – und das war es.

Wie ging es weiter?

Dann kam 1941 Pearl Harbor. Thailand wurde von Japan überrannt und gezwungen, gegen die Alliierten den Krieg zu erklären. Das passierte auch. Thailand erklärte England und Frankreich den Krieg.
Auch in der thailändischen Botschaft in Washington kam ein Brief an, der wohl eine Kriegserklärung gegen Amerika enthielt. Wie mein Vater im engsten Familienkreis erzählte, ging er mit dem Botschafter am nächsten Tag ins Außenministerium, um den Brief zu überreichen – dann aber mit den Worten: „Wir haben die Pflicht, diesen Brief von der thailändischen Regierung zu überreichen. Wundern Sie sich jedoch nicht: Sie werden kein Schreiben darin finden. Es ist uns gestern Abend beim Lesen ins Kaminfeuer geraten."

Der thailändische Botschafter und mein Vater sagten sich vom thailändischen Staat los und gründeten im Gegenzug die Gruppe der „Free Thais", der sich etwa die Hälfte der in den USA lebenden Thailänder anschlossen. Sie gaben ihre Staatsangehörigkeit auf und beteiligten sich an Geheimdienstarbeiten für die Alliierten.
Der Krieg ging zu Ende und die Free Thais waren auf einen Schlag Helden. Der thailändische Botschafter wurde Ministerpräsident Thailands, und mein Vater blieb als sein Vertreter in der Botschaft in Washington zurück.

Wie erlebte Ihre Familie diese Phase?

Es war für meine Eltern eine äußerst stressige Zeit, weil sie plötzlich Geschäftsträger der thailändischen Mission wurden und große Verantwortung trugen. Gleichzeitig jedoch ergaben sich unerwartete Chancen, Thailand zu dienen. Sie waren sehr gute Diplomaten und haben rasch viele einflussreiche Freunde gewonnen. Das stellte sich als großes Glück für uns alle heraus.

Was passierte? England verlangte nach Kriegsende Reparationszahlungen in ungeheurer Höhe von Thailand, nämlich die Abgabe des Großteils der Reisernte. Das hätte Thailand wirtschaftlich ruiniert, denn der Reisexport war zu der Zeit die einzige Einnahmequelle des Landes.

Die Freunde meines Vaters sprangen ein und sagten Nein, die Amerikaner würden nicht dafür plädieren. Thailand hatte gegen Amerika auch keinen Krieg erklärt. Eine jahrelange Auseinandersetzung zwischen

England und Amerika folgte. Am Ende gaben die Engländer nach und Thailand war wirtschaftlich gerettet.

Wann wurden Sie geboren?

Ich kam ein Jahr später, am 1. November 1946 in Washington D.C. auf die Welt und war das zweite Kind meiner Eltern. Ich habe eine ältere Schwester und zwei jüngere Geschwister.

Ihre Eltern haben den thailändischen Namen Sucharit für Sie gewählt. Was bedeutet er?

Mein Name, Sucharit Punyaratabandhu Bhakdi, ist auf komplizierte Weise zusammengekommen. Der Vorname Sucharit bedeutet „Ehrlich". Immer wenn ich später als Kind etwas sagte, wo mein Vater davon ausging, dass es nicht der Wahrheit entsprach, fragte er mich: „Wie heißt du eigentlich?"
Punyaratabandhu ist der eigentliche Familienname, er bedeutet „sich seines guten Karmas bewusst sein". Wir gehören zu den ältesten und größten Familien des Landes. Unser Name ermahnt uns, dem Schicksal dankbar zu sein und nicht aufzuhören, gutes Karma zu machen.

Der Name Bhakdi hat einen anderen Hintergrund. Zur damaligen Zeit konnte der König Titel für besondere Leistungen verleihen. Mein Vater bekam so einen Titel, womöglich als letzter in der thailändischen Geschichte, damit aber auch einen neuen Namen, Luang Dithakar Bhakdi. Luang ist der verliehene Rang, Dithakar bedeutet „Diener des Staates", Bhakdi bedeutet „loyal". Für die Amerikaner war es selbstverständlich, dass ich den Familiennamen meines Vaters trug. So bin ich ein Bhakdi geworden. Über Jahre hinweg haben die Thailänder später nicht gewusst, dass der Wissenschaftler "Bhakdi" aus ihrer Mitte stammte.

Ihre Familie blieb nicht in Washington D.C. – wohin übersiedelten Sie?

Mein Vater wurde 1948 als Botschafter in die Schweiz nach Bern geschickt. Das hatte zwei Gründe: Zum einen war es eine wichtige Botschaft, weil die Schweiz im Krieg neutral geblieben war. Da hat es halt gepasst, dass jemand wie mein Vater, der sich im Krieg neutral verhalten hatte, in ein Land gesandt wurde, das sich auch neutral verhalten hatte. Natürlich war es auch eine Anerkennung für meinen Vater dafür, was er getan hatte.

Der zweite, wenig bekannte Grund war aber, dass unser König Rama IX., König Bhumibol, in dieser Zeit in Lausanne weilte. Damals war er 19 Jahre alt und noch nicht gekrönt. Er war Student zum Ingenieur und noch nicht bereit, nach Thailand zurückzukehren. Zu dieser Zeit war Rama IX. selbst in einer großen Krise – Kenner der thailändischen Geschichte wissen das: Als er und sein Bruder König Rama VIII. 1946 Thailand besuchten, wurde Rama VIII. eines Morgens mit einem Schuss durch den Kopf tot im Bett aufgefunden. Das versetzte Thailand und die Königsfamilie in einen tiefen Schock und deshalb wollte Bhumibol auch nicht nach Thailand zurück. Er fühlte sich noch nicht bereit dazu und wohnte mit seiner Mutter in Lausanne. Mein Vater hatte die Aufgabe, nach ihm zu schauen. Er fuhr daher alle zwei Wochen von Bern nach Lausanne. Mein Vater war zwanzig Jahre älter und wurde ein Vertrauter des Königs. Hinzu kam, dass mein Onkel, der ältere Bruder meines Vaters, auch ein Sekretär des Königs wurde, sodass die Verbindung zwischen dem König und unserer Familie lange Zeit sehr eng blieb.

Wie lange waren Sie in der Schweiz?

Ich verbrachte vier Jahre in der Schweiz, von 1948 bis 1952. Es waren vier unglaublich glückliche Jahre, in denen wir immer viele, viele Freundschaften mit allen möglichen Menschen aller Hautfarben und Religionen hatten. Das war natürlich nicht nur in der Schweiz so, sondern in allen Ländern, in die wir gingen. So lernte ich von kleinster Kindheit an, allen Menschen offen zu begegnen. Dass einige behauptet haben, ich könnte ein Volksverhetzer und Antisemit sein, ist für alle, die mich und meinen Hintergrund kennen, einfach nur absurd. Absurder geht es gar nicht. Insbesondere meine jüdischen Freunde sind über den Gebrauch derartiger Anschuldigungen als Mittel, Regierungskritiker zu diffamieren und zu eliminieren, zutiefst entsetzt.

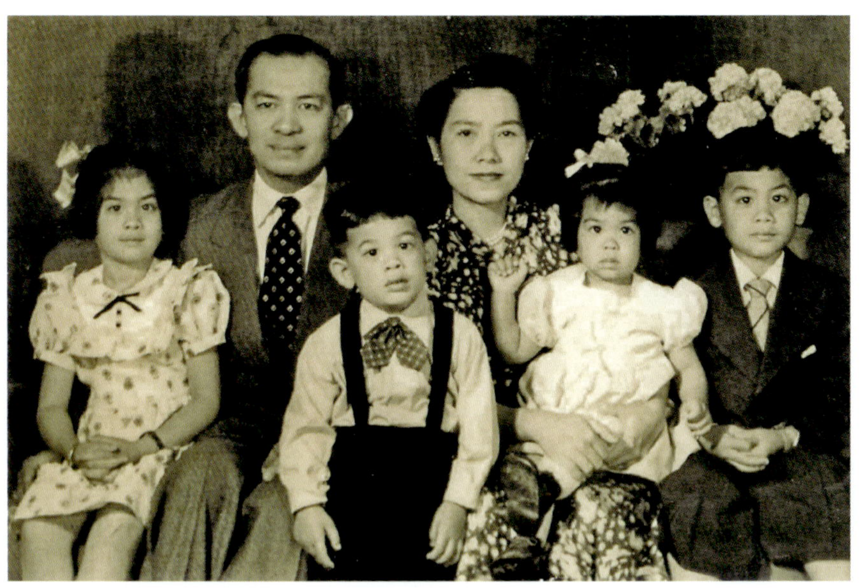

Sucharit Bhakdi mit Familie Anfang der 1950er-Jahre in der Schweiz

Wohin zog Ihre Familie, nachdem die Berufung Ihres Vaters als Botschafter in der Schweiz zu Ende ging?

1950 wurde der König in Thailand gekrönt. Wir kehrten zwei Jahre später, 1952, aus der Schweiz zurück nach Thailand. Unser Heimataufenthalt sollte allerdings nur zwei Jahre dauern. Mein Vater erhielt nämlich schon bald darauf die nächste Aufgabe.

EXKURS – Eine Freundschaft für das Leben

Wir hatten in der Schweiz ein unglaublich nettes Kindermädchen aus Deutschland. Schwester Erika war ganz jung – erst 18 Jahre alt.

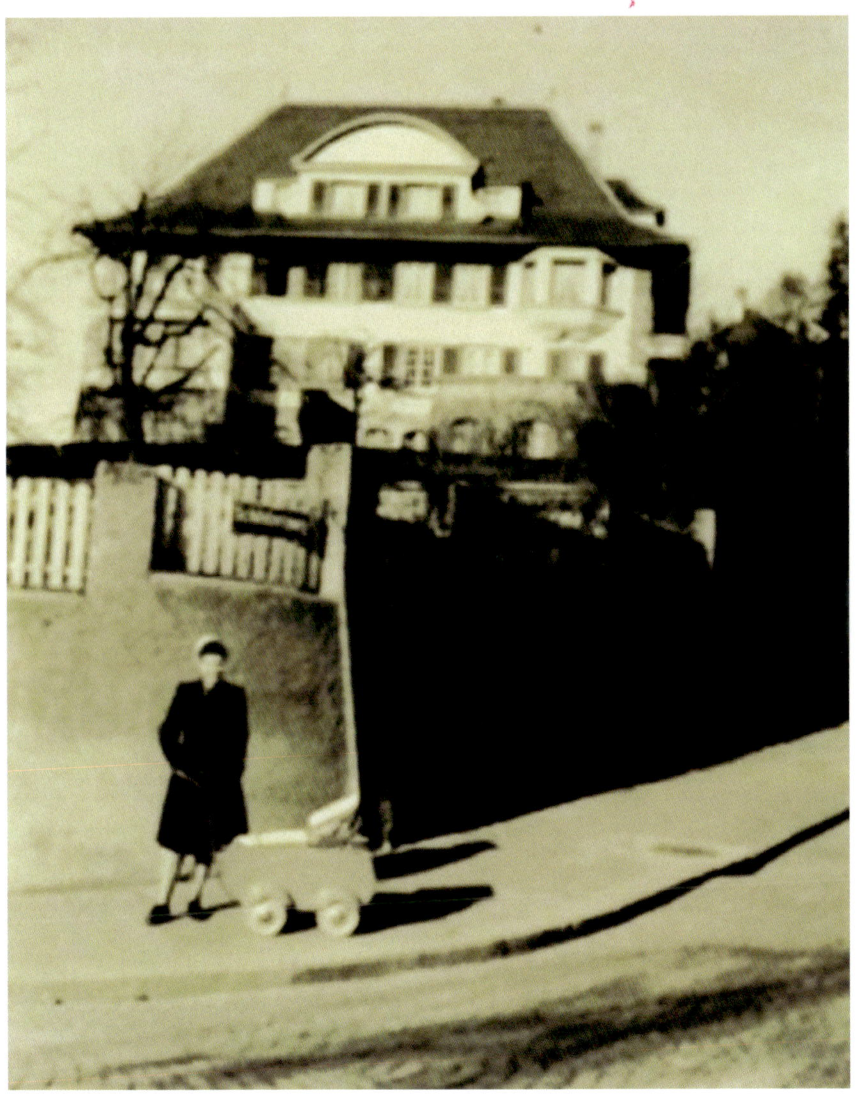

Schwester Erika Anfang der 1950er-Jahre
vor der thailändischen Botschaft in Bern

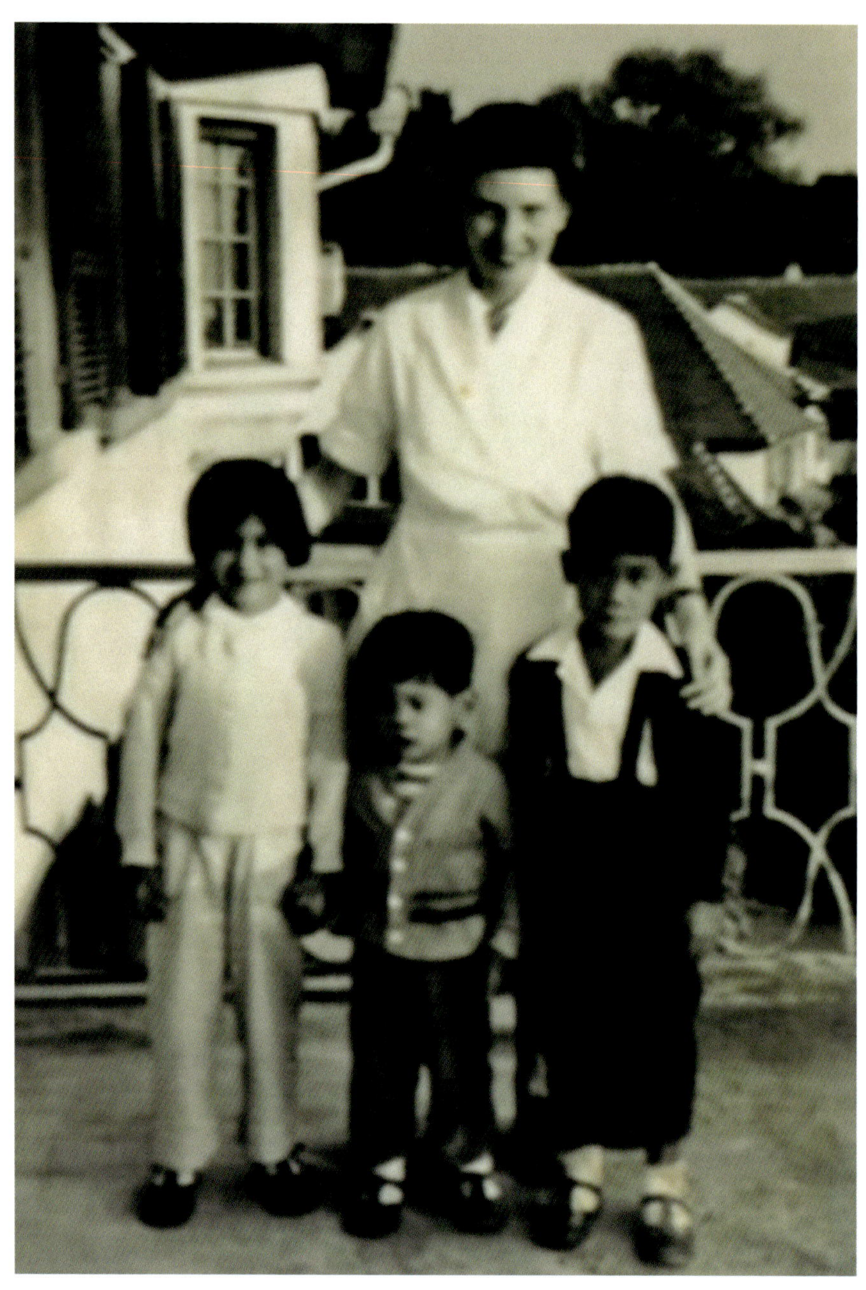

Schwester Erika mit Sucharit,
seiner älteren Schwester und seinem kleinen Bruder

Erika wurde 1952 von meiner Mutter gefragt, ob sie nicht nach Thailand mitkommen würde. Erika antwortete, sie würde gerne, aber das sei ihr doch zu weit weg. Sie sei noch zu jung und Europa würde ihr doch sehr am Herzen liegen. Sie hoffte, dass es irgendwann irgendwo ein Wiedersehen geben würde.

Niemand konnte ahnen, was das Schicksal für unglaubliche Überraschungen bereithielt.

Nach einem Beben im Indischen Ozean am 26. Dezember 2004 ereignete sich der schwerwiegendste Tsunami der Welt. Die größte in Thailand jemals registrierte Flutwelle erreichte eine Höhe von fast 20 Metern und forderte über 8000 Menschenleben. Es war furchtbar – die größte Naturkatastrophe, die Thailand je heimgesucht hatte. Ich war zu jener Zeit Leiter des Instituts für medizinische Mikrobiologie und Hygiene an der Universität Mainz. Am 2. Januar erhielt ich einen Anruf vom ZDF, mit dem ich damals enge Kontakte pflegte. Ich wurde gebeten, in der „heute journal"-Sendung um 22 Uhr etwas über die aktuelle Situation in meinem Heimatland zu sagen, und ob in den betroffenen Regionen Ausbrüche von gefährlichen Infektionen zu befürchten wären, wie viele Experten auf der Welt warnten.

Ich sprach in jener Sendung vier Minuten und sagte: „Es wird keine zusätzliche Katastrophe durch Infektionen geben, weil die moderne Medizin so weit ist, dass Infektionsausbrüche jederzeit unter Kontrolle gebracht werden können. Niemand braucht sich diesbezüglich zu sorgen." Meine letzten Worte waren, dass ich mit meinem Land tiefen Dank empfände für Deutschland und für alle, die aufgestanden waren, um uns zu helfen. Zum Schluss übermittelte ich eine Herzensbotschaft an alle Deutschen: sie hätten allen Grund, Gott zu danken, dass sie in diesem wunderbaren Land lebten, in dem es ihnen so gut ging und in dem es niemals eine solche Katastrophe geben würde.

Am übernächsten Tag erhielt ich einen Brief von einer Frau Erika Schulz aus Osnabrück:

> *Sehr geehrter Herr Prof. Bhakdi,*
>
> *ich weiß nicht, ob Sie verwandt sein könnten mit der Familie von Luang Dithakar Bhakdi, bei der ich vor 55 Jahren in Bern gearbeitet habe. Ich war als Kinderfrau angestellt. Sie hatten vier Kinder, die ich betreute.*

Ein Sohn hatte den Kosenamen Wauwau. Ein Bild der Familie lege ich bei.
(Anmerkung: Das ist das Familienfoto auf Seite 19)

„Wauwau" war mein Kosename als Kind. Ich griff nach dem Telefon, denn sie hatte eine Telefonnummer hinterlassen, und sagte: „Hallo."
Sie antwortete: „Ja, hier ist Erika."
„Ja, hier ist Wauwau."
Sie brach fast zusammen und weinte.
Ich lud sie ein, uns in Mainz zu besuchen und so gab es das erste Wiedersehen nach 53 Jahren. Meine damalige Frau, Dr. Verena Bhakdi-Gerl, fand es sehr wichtig, dass unsere Kinder von früh auf ihre zweite Heimat kennenlernten. Ich war der gleichen Meinung, deswegen planten wir, die Weihnachtsferien in Thailand zu verbringen und fragten Erika, ob sie nicht mitkommen wollte. Und so kam eine wundersame Reise zustande mit unserer kleinen Tochter Lara und zwei Kinderfrauen – der von Lara und der von mir. Auf der Reise schlossen die beiden Kinderfrauen miteinander Freundschaft, die bis heute anhält. Und in Bangkok gab es ein tränenreiches Wiedersehen mit meiner Mutter.
Die Tradition, meine Kinder von früh auf mit ihrer Heimat vertraut zu machen, haben wir über die Jahre fortgesetzt. Im nächsten Jahr kam unser Sohn Julian dazu und Erika war wieder mit dabei.

Erika und ich sind seitdem in Verbindung, sie ist jetzt 91 Jahre alt. Vor wenigen Monaten saß sie an diesem Tisch hier bei uns zu Hause. Ist das nicht eine einfach unglaublich schöne Geschichte?

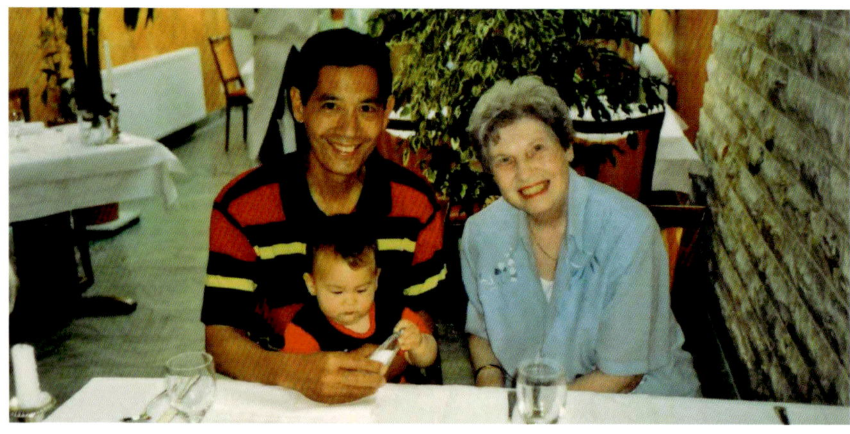

Das Wiedersehen nach 53 Jahren:
mit meiner Tochter Lara und Schwester Erika im Mai 2005

SIEBEN PRÄGENDE JAHRE IN ÄGYPTEN

Welche Aufgabe wartete auf Ihren Vater?

1954 wurde mein Vater als Botschafter Thailands für Ägypten und Nordafrika nach Kairo entsandt. Als wir in Kairo ankamen, war ich sieben Jahre alt und ich sollte sieben Jahre dort verbringen.

Warum war Ägypten so wichtig für Sie?

Ich erlebte in Ägypten, in der Wüste zu Füßen der Pyramiden, die prägendsten Jahre meines Lebens. Dieses Land war das größte Kontrastbild zu Thailand, das man sich vorstellen konnte: Einmal Hitze, Wüste, Trockenheit – auf der anderen Seite tropisch, heiß und feucht, Wasser und Pflanzen überall.

Es war ein seltenes Geschenk, als asiatisches Kind in diese Welt zu kommen. Die Persönlichkeitsstrukturen von Thailändern und Ägyptern sind schon sehr unterschiedlich. Umso wichtiger war es, die einenden Gemeinsamkeiten kennen und schätzen zu lernen. Wir schlossen viele wunderbare Freundschaften mit ägyptischen Familien.

Besuchten Sie in Ägypten eine Schule oder wurden Sie zuhause unterrichtet?

Meine große Schwester und ich wurden in eine englische Schule gebracht, "The English School Heliopolis". Dort gingen wir aufs Internat, weil meine Eltern dachten, ein bisschen englische Erziehung würde uns guttun.

Zu der Zeit galten die Engländer als die besten Schulmeister schlechthin. Die englischen Schulen waren ebenso bekannt wie „the English way of life", geprägt von Disziplin, Ehrlichkeit, Ehre und Fleiß. Das galt zu jener Zeit als unverwechselbar englisch. Mittlerweile ist es leider ganz anders geworden.

Diese Schule war typisch englisch: Es gab einen „Headmaster" (Anm.: Direktor), der jeden Samstag einige Schüler zu sich zum Tee einlud und sich mit ihnen unterhielt. „Wie läuft es? Wie geht es euch? Habt ihr irgendwelche Probleme?"

Wir Schüler schliefen in einem großen Saal. Morgens wurden wir geweckt. Als Erstes machten wir unsere Betten, dann gingen wir zum Frühstück. Es war alles geregelt – und wir mussten viel lernen und haben gelernt. Meine Schwester war eine Klasse vor mir und wurde ganz schnell als eine brillante Schülerin bekannt. Ich war zwar nicht so gut, aber auch nicht schlecht. Sie liebte Sprachen und ich liebte Mathematik.

Eine Nacht, die alles veränderte – Ausbruch des Suez-Kriegs

Wie ging es weiter?

Dann kam 1956 und eine unvergessliche Nacht. Plötzlich hörten wir im Schlafsaal Sirenen – der Suezkrieg war ausgebrochen. Die Bomben fielen gar nicht so weit von Heliopolis entfernt, in Port Said am Suezkanal. Es gab einen Bombenangriff der Engländer und Franzosen. Alle Engländer und Franzosen wurden daraufhin des Landes verwiesen und die englische Schule wurde geschlossen. Wir hatten also plötzlich keine Schule mehr.

„Selbst ist die Frau" – meine Mutter machte daraufhin das, was für sie typisch war: Sie organisierte für die Diplomatenkinder ein Homeschooling, an dem sich fünf oder sechs Botschaften beteiligten. Es wurden Lehrer engagiert, die zu uns nach Hause kamen und jeweils zwei Klassen zusammen unterrichteten. Ich saß dann mit meiner Schwester auf dem Boden, es war das Arbeitszimmer meines Vaters. Dort erhielten wir Unterricht in den wichtigsten Fächern, mit Hausaufgaben. Das ging ein ganzes Jahr, mit dem Ergebnis, dass ich wissensmäßig auf dem gleichen Niveau wie meine Schwester stand und 1957 eine Klasse übersprang, als wir in das Cairo American College (CAC) in Maadi eingeschult wurden.

Welche Erfahrungen waren für Sie als Kind thailändischer Eltern im amerikanischen College in Ägypten besonders eindrucksvoll?

Es war erstens eine für mich sehr wichtige Phase, weil ich dort wirklich den besten Lehrern und Lehrerinnen meines Lebens begegnete. Es waren große Persönlichkeiten, an die ich mich bis zum heutigen Tag erinnere. Mrs. Foley war die Englisch-Lehrerin. Ich lernte bei ihr vier Jahre lang Englisch. Sie war so genial, dass ich heute noch in Gedanken Fragen an sie stelle und ihre Antworten höre.

Im College ging ich unter die Sportler. Der Sportlehrer war ein toller junger Grieche, der uns Basketballspielen beibrachte. Ich wurde recht gut und in die Schulmannschaft aufgenommen, obwohl ich der Kleinste und Jüngste war. Aber dafür war ich flink, konnte gut zielen und wurde zu einem Korbjäger der Mannschaft. Wir spielten oft gegen andere Schulen. Die abendlichen Auswärtsspiele waren unvergesslich. Noch heute höre ich die Anfeuerungsrufe der mitgereisten CAC-Cheerleaders: „Sucharit, Sucharit, he's our man! If he can't do it, nobody can!"

Die Schule hatte ein sehr ausgeprägtes soziales Leben und wir kamen in Kontakt mit allen Nationalitäten der Welt. Ich kann mich so gut an die lieben amerikanischen Freunde erinnern, die wir hatten. Einer davon wurde auch Arzt und meldete sich vor einigen Jahren bei mir. Nach fünfzig Jahren sind wir wieder in brieflichem Kontakt und schreiben von den alten Zeiten – und von unserem gemeinsamen Hobby ...

Das Sammeln ungewöhnlicher Lernmaterialien

Was haben Sie von Ihrer Zeit in Ägypten noch mitgenommen?

Ich entdeckte eine Leidenschaft, das Briefmarken-Sammeln. Für Briefmarken gab ich mein ganzes Taschengeld aus. Das meiste, das ich anschaffte, ist eigentlich völlig wertlos. Aber das Studium der Marken bescherte mir viel Wissen über Geographie und Geschichte. Auf der Suche nach Briefmarken-Geschäften lernte ich auch die Stadt kennen. Am Ende kannte ich mich in Kairo ganz gut aus.

Ich erinnere mich an den jungen, sehr intelligenten und netten Inhaber des bekanntesten Briefmarken-Geschäfts, der mir riet: „Ja, wenn man Briefmarken liebt, dann muss man darauf achten, dass man auch die richtigen sammelt. Achte auf die Auflagen und meide Länder wie Russland und China, die viel zu viele Marken ausgeben. Im Übrigen gibt es ein Land mit besonders sammelwürdigen Briefmarken, und das ist dein Land. Die Auflagen sind sehr klein und die Marken haben eine sehr hohe Ästhetik. Ich besitze eine der besten Thailand-Sammlungen der Welt."

Dann holte er ein Heft aus dem Tresor: „Schau her: Das ist das Reiterbild von König Rama V. Die Statue steht mitten in Bangkok. Geh hin, wenn du wieder dort bist. Und denke zurück an diese wunderschönen Marken, die du hier gesehen hast und nicht oft wiedersehen wirst, weil sie im ungestempelten Zustand wirklich selten sind."

Die Marken hinterließen einen nachhaltigen Eindruck auf mich. Später, als ich in die Heimat zurückgekehrt war, wurde ich Thailand-Sammler. Über die Jahrzehnte habe ich eine schöne Sammlung zusammengetragen. Unter den Schätzen ist auch die Serie „Reiterbild Rama V.", auf die ich ein bisschen stolz bin.

Das interessiert heutzutage niemanden mehr und vielleicht ist es auch gut so, denn irgendwie war diese ganze Sammelleidenschaft ein bisschen übertrieben.
Aber sie bescherte mir unzählige schöne Erinnerungen.

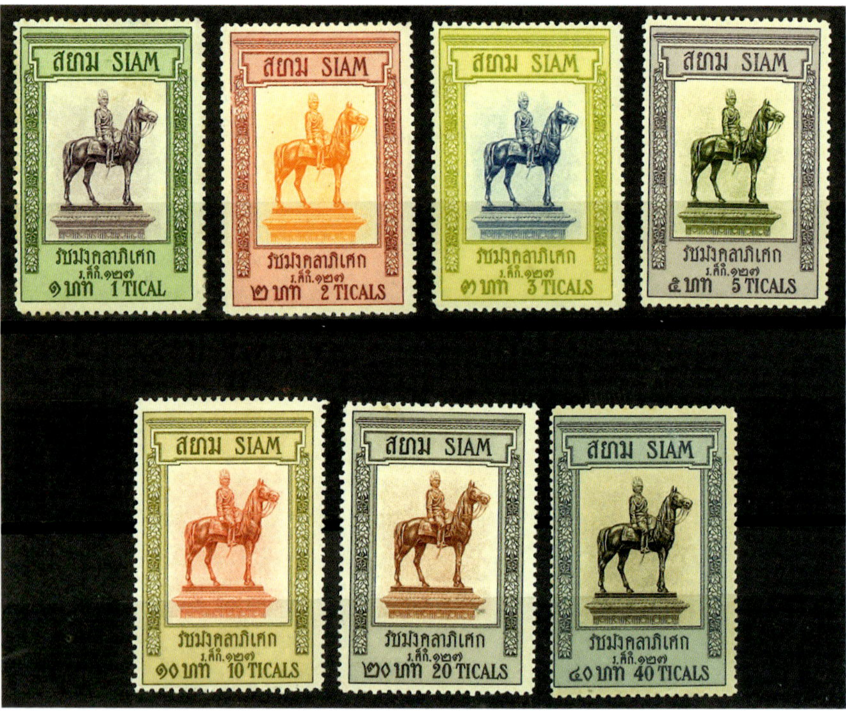

Die thailändischen Briefmarken mit dem Reiterstandbild von König Rama V. – der Beginn einer Sammelleidenschaft

Gab es noch weitere Erlebnisse, die besonders in Erinnerung blieben?

Ja. Ich hatte einen amerikanischen Freund namens Paul, er war in der gleichen Klasse. Wir dachten uns gerne gemeinsam Unfug aus. Wenn er bei mir übernachtete, verbrachten wir die Nacht auf dem offenen Dach unter den Sternen. Vom Dach aus schauten wir auf die Straße und geradeaus blickten wir auf die chinesische Botschaft, die genau gegenüber auf der anderen Seite der Straße lag. Ein riesiges Vergnügen war der Bau von Raketen aus Zigarrenhülsen, die mit Schwarzpulver befüllt wurden. Die Hülsen bekamen wir von meinem Vater (Zigarrenrauchen war zu der Zeit auf Empfängen „in").
Ramadan ist der Fastenmonat, in dem gläubige Musliminnen und Muslime sich von der Morgendämmerung bis Sonnenuntergang in Enthaltsamkeit üben. In der Vorfreude auf das Ende der Fastenzeit wurden gegen Ende des Ramadan Knallfrösche in riesiger Anzahl und allen möglichen Größen produziert und verkauft. Wenn der Ramadan zu Ende ging, wurde dann tagelang geknallt. In diesen Tagen verlagerte ich meine Geldausgaben von Briefmarken auf Knallfrösche der größten Sorte. Die Zigarrenhülsen wurden mit dem Schwarzpulver gefüllt und mit Lunten versehen. Die Raketen schossen in die Luft wie Feuerwerkskörper.

An einem schönen Abend fragten wir uns, ob sie die andere Straßenseite erreichen würden. Entsprechend wurde unser bestes Geschoss in Position gebracht, die Lunte wurde gezündet und wir hielten den Atem an. Jedoch nicht lang, denn die Rakete rauschte durch die Luft und landete zielsicher auf dem Dach der chinesischen Botschaft, das bepflanzt war mit wunderschönen Gewächsen, die sofort in Flammen aufgingen. Die Reaktion war erstaunlich und beeindruckend. Plötzlich erschien eine ganze Truppe von aufgeregt gestikulierenden Chinesen, die den Brand in Windeseile löschten.

Am nächsten Tag leitete mein Vater die Vernehmung mit der gefürchteten Frage ein: „Wie ist dein Name?"
Das Verhör war kurz und nicht ganz schmerzfrei. Ich musste mich sofort hinsetzen und einen Entschuldigungsbrief an den chinesischen Botschafter schreiben.

Einen Tag später übergab mir mein Vater einen großen Umschlag mit einem Brief des chinesischen Botschafters, der sich sehr freundlich bedankte. Im Gegenzug hoffte er, mir mit der beigelegten Sammlung chinesischer Briefmarken eine kleine Freude zu bereiten. Ich war völlig verdutzt und überglücklich. Entgegen dem Ratschlag des wohlgesonnenen ägyptischen Händlers behielt ich die Sammlung und finde noch heute Freude daran.

Weichenstellende Erlebnisse in meinem Leben

Würden Sie sagen, dass die Zeit in Ägypten eine entscheidende Rolle in Ihrem Leben gespielt hat?

Ja. Ägypten und diese Jahre zwischen 1957 und 1961 waren aus zwei Gründen die wichtigsten Jahre meines Lebens. Ich fand hier zu meiner beruflichen Bestimmung. Und dann wurde mir der Weg offenbart, wie ich zu dieser Bestimmung gelangen würde.
Meine Mutter war eine so hervorragende Ärztin und ich folgte ihr überall, wo sie beruflich hinging. In Kairo schloss sie innige Freundschaft mit einer ägyptischen Ärztin. Frau Dr. Doss war, wie meine Mutter, eine tolle Frau. Wenn ich mich richtig erinnere, leitete sie ein Krankenhaus in einem Dorf in der Nähe von Kairo. Meine Mutter fuhr regelmäßig zu ihr, um den Betrieb im Krankenhaus kennen zu lernen.

Überall im Wüstendorf liefen die Kinder herum und ich sah etwas, was mein Leben für immer prägen und verändern sollte: Die Kinder hatten Fliegen auf den Augen. Ich fragte meine Mutter: „Was ist denn mit den Kindern los?", und sie antwortete: „Ja, das ist eine ganz schlimme Krankheit, die wohl von einem Bakterium verursacht wird. Das Bakterium infiziert die Augen und zerstört sie. Und dann kommen die Fliegen und ernähren sich von den Augen. Das Schlimme ist: Wenn man das Ganze rechtzeitig erkannt hätte, hätten die Augen mit einer Salbe gerettet werden können."
Den Namen der Salbe weiß ich bis heute, sie hieß Aureomycin. „Das ist das Großartige am ärztlichen Beruf. Ein guter Arzt lernt, Krankheiten und ihre Ursachen zu erkennen. Der Patient wird untersucht und aufgrund der Befunde soll der Arzt dann wissen, was in Frage kommt und welche Behandlungsmöglichkeiten gegeben sind."

Da habe ich beschlossen, dass ich das auch gerne machen würde. Bereits als Kind wusste ich also, dass ich Arzt werden und Kinder behandeln wollte.

Auf Buddhas Spuren im Alter von 12 Jahren

Wie wurde Ihnen der Weg zum Erreichen Ihrer beruflichen Bestimmung offenbart?

Zur damaligen Zeit war ich ziemlich launisch und unkontrolliert, auch ein bisschen jähzornig. Vor allem meiner älteren Schwester schien es aus meiner Sicht Vergnügen zu bereiten, mich zu quälen. Als ich in einem Streit mit ihr wieder einmal sehr wütend wurde, hatte meine Mutter genug und sagte: „So geht es nicht. Du musst lernen, dich in deinem Leben mehr zu beherrschen und nicht so reizen zu lassen."

Meine Mutter machte damals selbst eine schwierige Phase durch und reiste einmal nach Thailand, um sich dort vom Stress zu erholen. Auf der Suche nach innerer Ruhe nahm sie an einem mehrwöchigen Meditationskurs in einem Tempel teil. Und so kam es zu ihrer Ankündigung: „Kinder, in den Sommerferien werdet ihr Meditieren lernen."
„Was ist denn das?"
„Das werdet ihr sehen."

Ich war 1959 noch keine 13 Jahre alt und habe in den Sommerferien ganze fünf Wochen in meinem Zimmer Meditieren gelernt. So wie die Mönche es tun: Nicht stundenweise, sondern Tag und Nacht. Man wacht auf und meditiert und schläft ein beim Meditieren. Das ist etwas so unbeschreiblich Schwieriges und wird hierzulande nie praktiziert, aber das ist die Art von Meditation, wie sie Buddha gelehrt hatte.

Wie kann man sich das vorstellen?

Man lernt sich zu konzentrieren. Im Sitzen konzentriert man sich auf die Atmung – „Ich atme ein, ich atme aus, ich atme ein, ich atme aus ..." Nur das. Und wenn man sich bewegen will, man kann ja nicht den ganzen Tag sitzen, dann steht man auf, die Hände auf dem Rücken, und sagt sich: „Ich schreite mit dem rechten Bein nach vorne, mit dem linken Bein nach vorne, mit dem rechten Bein nach vorne, mit dem linken Bein nach vorne ...", und das wird immer langsamer. „Ich werde jetzt den rechten Fuß heben. Ich werde jetzt den rechten Fuß nach vorne bewegen. Ich werde den rechten Fuß absetzen ...", und so fort, ganz in Slow Motion, die ganze Zeit.

Das ist unglaublich, ja? Denn am Anfang der Meditation springt das Gehirn, man fängt an zu denken: „Ich atme ein ...", und plötzlich ist man nicht mehr dabei. Und dann sagte meine Mutter: „Siehst du, dein Gehirn ist wie ein Affe. Es springt hin und her, du hast es nicht unter Kontrolle. Du hast deinen ganzen Körper nicht unter Kontrolle und dein Gehirn sowieso nicht. Das ist das ganze Bestreben, dass man sich total kontrolliert und fokussiert und bewusst ist dessen, was man denkt. Man muss sich bewusst sein, sonst fängt man an, sich unbewusst mit Dingen zu beschäftigen."

Diese Wochen waren, wie ich glaube, die wichtigsten Wochen meines Lebens. Denn ich lernte genau das in den fünf Wochen. Am Ende konnte ich mich versenken, stundenlang.

War es Ihr eigener Entschluss, fünf Wochen nicht das Zimmer zu verlassen oder mussten Sie es auf Anweisung Ihrer Mutter so machen?

Meine Mutter sagte: „Ihr geht für eine Woche rein, dann können wir weiterschauen."
Nach einer Woche entschied ich: „Ich bleibe noch", meine Schwester meinte: „Ich weiß nicht, ob ich bleibe."
Sie blieb noch eine Woche und ging dann raus, sie machte es nicht zu Ende.
Ich sagte nach zwei Wochen: „Ich bleibe."

Die fünf Wochen waren der ursprüngliche Plan und so als spätester Zeitpunkt für die Beendigung der mehrwöchigen Meditation von Vornherein festgelegt, oder beschlossen Sie da spontan, die Meditation zu beenden?

Nach vier Wochen etwa erreichte ich die Phase, die erreicht werden sollte. Es gibt 15 Stufen der Erkenntnis und ich war diese 15 Stufen gegangen. Jeden Abend kam meine Mutter und fragte: „Wie war es heute? Was hast du heute erkannt?"
Man erkennt Dinge mit der Zeit. Am Anfang wird einem bewusst, dass die Gedanken nicht unter Kontrolle sind. Dann kommt eine Phase, wo man extrem müde wird und vor Langeweile einschläft. Jedes Erlebnis ist so intensiv, wie es nicht anders je sein wird. Ich habe die Langeweile damals so kennengelernt, dass ich mich jetzt gar nicht mehr langweilen kann. Das habe ich alles hinter mir. Dann kommt

komischerweise eine Phase, wo man Angst und Visionen von Ängsten bekommt. Man weiß nicht, warum, aber meine Mutter sagte: „Das ist alles beschrieben, das macht jeder Mensch durch."
Nachdem diese Phase überwunden war, war Angst für mich ein Fremdwort.
Und dann kommt die Phase, wo alles zur Ruhe kommt, wo dann Dinge realisiert werden. Man realisiert, dass das, was Buddha gelehrt hatte, richtig ist.

Können Sie uns Ihre Erfahrungen bitte noch genauer schildern?

Wenn man durch diese Phase geht, verliert man komischerweise die extremen Empfindungen, die nie zu Gutem führen, während sich die Empathie verstärkt. Man entwickelt einen ausgeglichenen Umgang mit seinen Emotionen und verharrt in seinem Ruhepol. Vor allem hört man auf, an Dingen zu „kleben", Verluste werden nicht mehr als leidvoll wahrgenommen. Das hört sich vielleicht seltsam an, ist es aber nicht. Meine Mutter sagte: „Siehst du, du bist jetzt vollkommen ohne Leid, nicht wahr?", und ich antwortete ihr: „Ja. Ich fühle mich in meiner Mitte und habe keine negativen Gefühle mehr. Ich habe auch keine Begierde. Ich denke nicht einmal mehr an meine Briefmarken – ich brauchte sie auch nicht."

Darauf meine Mutter: „Siehst du, wenn du nämlich etwas unbedingt willst, ist das Lobha. Lobha ist Gier, Begierde, und die öffnet den Weg zur Unzufriedenheit. Lobha ist in dir verschwunden, nicht wahr?"
Ich antwortete: „Ja, das stimmt."

„Dhosa sind schlechte Gefühle und Gedanken. Du kennst sie jetzt auch nicht mehr?", und ich antwortete wieder: „Stimmt."

„Moha ist der dritte Weg zum Leid. Moha bedeutet Irrglaube. Du glaubst jetzt auch nicht blind alles, was andere Menschen erzählen?"
„Nein, ich werde nie mehr einfach glauben. Ich werde den Weg zur Wahrheit suchen."

„Siehst du: Gier, schlechte Gedanken und Irrglaube, das sind die drei Wege zum Unglücklichsein. Und die hast du verlassen. Nachdem Buddha diese Entwicklungsstufe erklommen hatte, ist er dabei geblieben und verbrachte den Rest seines Lebens in meditativer Ruhe. Damit hat er sich für immer vom Rad des Lebens und der Wiedergeburt gelöst und ist in eine andere Welt übergegangen, wo Leid nicht existiert: Nirvana.

Deine Bestimmung ist es aber, in den Alltag zurückzukehren und deinen Weg als Arzt und Helfer zu gehen. Dabei werden die menschlichen Eigenschaften mit ihren Stärken und Schwächen zurückkehren. Die Erfahrungen der letzten Wochen werden erwirken, dass sich die Schwächen nicht durchsetzen. Denn sie haben dich gleichzeitig gelehrt, dass drei Dinge einen Menschen gut und stark machen:

- Metha Karuna, das ist Empathie und Mitgefühl.

- Muthita, das ist etwas, was in der westlichen Welt kaum bekannt ist: die Mitfreude für andere.

- Ubeka, das heißt: in der Mitte bleiben, Extreme meiden."

Metha Karuna, Empathie pflegen, Muthita, sich für und mit anderen freuen, und Ubeka, in der goldenen Mitte verharren. Diese drei Eigenschaften haben mich so durchs Leben gebracht, dass ich bis 2019 sagte: „Ich habe eigentlich alles in diesem Leben erreicht. Das Leben ist nicht mehr ein Leidensweg, das Leben ist tatsächlich gut."

Die Fähigkeit, mich zu versenken, ist eine Gabe, die mir im Leben Vorteile verschafft hat. Es gibt viele Menschen, die intelligenter sind als ich. Aber eine Sache konnte ich in der Schule und während des Studiums vielleicht ein bisschen besser: Ich konnte mich beim Arbeiten so versenken, dass es mich nicht müde machte. Deswegen, wenn die Leute sagen: „Du musst jetzt sehr müde sein", sage ich: „Nein, ich bin nicht müde, ich habe die ganze Zeit meditiert."

Das zweite Geschenk durch die Meditationserfahrung ist, dass ich Dinge aus der Tiefe des Gedächtnisses aufrufen kann.

Hinzu kommt: ich verstehe die Menschen gut und kann mich in ihre Lage versetzen. Ich kann einschätzen, was und wie man etwas sagen muss, damit sie etwas verstehen, was sie bislang nicht verstanden haben. Durch die Meditation ist der Lehrer in mir geboren worden. Ich wurde in meinem Herzen Lehrer und ich wollte zudem Arzt werden – beides bin ich geworden.

Sie bringen das auch in Zusammenhang mit den fünf Wochen?

Ja, klar, weil ich verstanden habe, wie das Gehirn arbeitet – und dieses arbeitet ja bei allen gleich.

Wenn ich in der eigenen Mitte bin, setze ich meine eigenen Prioritäten und reagiere nicht auf das Außenstehende.
Auch konnte ich immer relativ schnell spüren, wenn andere Menschen nicht redlich waren. Meine Mutter hat mich gelehrt und es auch vorgelebt, dass ein Arzt immer zu der Wahrheit stehen, die eigene Stimme hören und so handeln muss, wie er es für richtig hält, und sich nicht nach anderen Menschen richten darf.

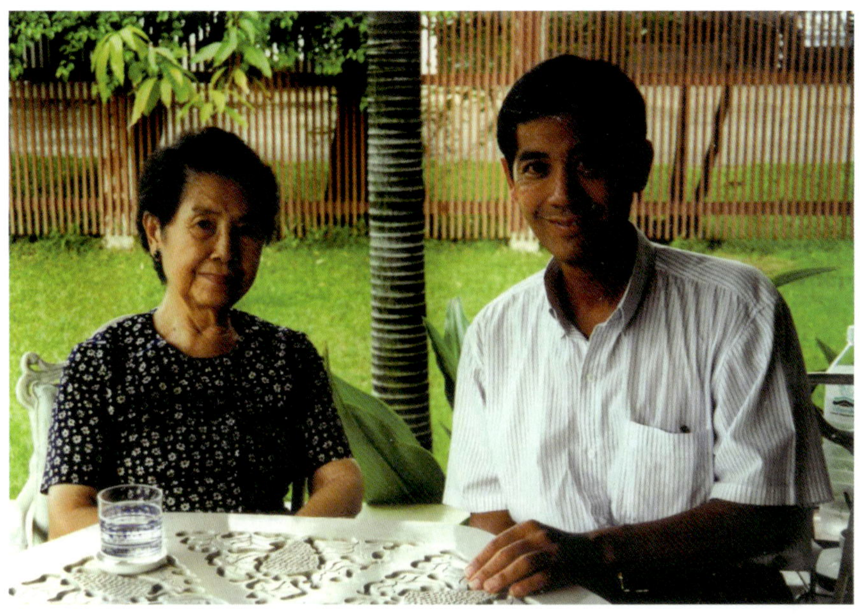

Sucharit Bhakdi mit seiner Mutter in Bangkok ums Jahr 2000

ANKUNFT IN DER HEIMAT MIT WECHSELHAFTEN GEFÜHLEN

Wie war es für Sie als Jugendlicher, nach sieben sehr intensiven Jahren in Ägypten wieder in Ihre Heimat zu ziehen?

Als mein Vater 1961 nach Thailand zurückberufen wurde, gab es wieder eine unglaublich bewegende Lebensphase für mich. Das Schuljahr in Ägypten war noch nicht zu Ende, als wir im Winter, im Januar 1961 nach Thailand zurückflogen. Nach einem langen, sehr anstrengenden Flug wurden wir zum alten Holzhaus der Familie meines Vaters gebracht. Es war sehr heruntergekommen, es gab kaum Lampen, nur nackte Glühbirnen, die von der Decke hingen.

Die Großfamilie meines Vaters lebte auch auf diesem Gelände. Mein Vater, zwei seiner Schwestern, sein Bruder, dann seine Cousine und Cousins, jeder in seinem Haus. Das Haus meines Vaters war sieben Jahre verwaist gewesen. Es wurde vor unserer Ankunft noch hastig geputzt und einigermaßen in Stand gebracht. Zu jener Zeit, wie auch heute, war es in Thailand so, dass die Familien, die ein bisschen etwas besaßen, Bedienstete hatten. So hatten auch wir unter anderem eine Köchin und Hauspersonal.

Was für ein Kulturschock! Es war für mich schrecklich. Ich warf mich auf die Couch und weinte. Auch heute erinnere ich mich noch genau, wie mein Vater zu mir kam und sagte: „Darling, das ist dein Land. Und dein Land ist nicht so schlimm, stehe auf und lerne es kennen – du wirst sehen, dass du auch in diesem Land glücklich wirst."

Hatte er Recht?

Ja, es ging dann Schlag auf Schlag. Wir hatten in Ägypten hauptsächlich Englisch gesprochen. Meine Mutter hatte in den letzten ein, zwei Jahren dort aber an den Sonntagen versucht, uns Thailändisch beizubringen. Nun muss ich sagen, dass meine Mutter als Lehrerin sehr, sehr streng war. Während andere Kinder spielten, mussten wir auf der Terrasse sitzen und Thailändisch lernen, das war für uns alles andere als schön. Aber auf diesem Weg konnten wir bei der Ankunft in Thailand zumindest lesen und schreiben.
Dort verkündete meine Mutter: „Die Schule fängt Ende April an. Ihr habt also zweieinhalb Monate Zeit, um so viel Thailändisch zu lernen, dass ihr die elfte Klasse schafft."

Ab Februar kam dann ein Lehrer zu uns nach Hause, und es ging ab. Thailändisch, Thailändisch, Thailändisch ... Jeden Tag lesen, schreiben, reden.

Schafften Sie es in der kurzen Zeit, genug Thailändisch-Kenntnisse aufzuholen, um in die elfte Klasse einzusteigen?

Ja, wir gingen auf eine Versuchsschule, das war ein schlicht errichteter Holzbau mit Reetdach und ohne richtige Fenster. Dafür wurden neue Lernmethoden angewandt. Ganz wichtig war die generelle Abkehr vom Auswendiglernen. Die Lehrer waren jung, dynamisch und ehrgeizig. Ich wählte den naturwissenschaftlichen, meine Schwester den sprachlichen Zweig. Meine Schwester ist ein Jahr älter als ich und sie war immer Klassenbeste gewesen – für mich etwas anstrengend. Nun konnte jeder seinen eigenen Weg gehen.

Diese zwei Jahre waren eine tolle Zeit. Wir haben thailändische Sitten und thailändische Jugendliche kennengelernt und darüber hinaus sehr vieles über unsere Heimat und Herkunft gelernt. Außerdem waren diese zwei Jahre entscheidend wichtig, weil meine Mutter beschlossen hatte, dass wir in die klassische thailändische Musik eingeführt werden sollten. Wir durften ein Instrument aussuchen und es kam ein musikalisches Geschwisterpaar als Lehrer zu uns ins Haus.

Eine besondere Familie und der Beginn der Liebe zur Musik

Sie verbrachten die meiste Zeit Ihrer Kindheit und Jugend außerhalb Thailands. Spürten Sie dennoch eine heimatliche Verbindung zur thailändischen Musik?

Hier muss ich ein bisschen ausholen. Die Großfamilie meines Vaters wohnte ja auf diesem Gelände. Sie gehört zu den ältesten Familien Thailands. Mein Vater hatte sieben, meine Mutter sechs Geschwister. Man kann sich also vorstellen, was für ein lebendiges Treiben herrschte.

Mein Onkel war ein sehr besonderer Mensch. Er war vielseitig hochbegabt – als Dichter, Schriftsteller und Sportler. Er war einer der besten Fußballspieler Thailands und spielte in den 1920er-Jahren in der Nationalmannschaft. Aufgrund seiner Talente kam er an den Hof des damaligen Königs Rama VI., der hochgebildet war und sich vorgenommen hatte, die thailändische Kultur mit aller Macht zu fördern. Rama VI. war derzeit der wohl bedeutendste Schriftsteller und Dichter des Landes. Er hatte Shakespeares „Kaufmann von Venedig" in thailändische Versform übersetzt!

Am Hof von Rama VI. weilte auch der größte Musiker Thailands. Ein junger Kerl, klein und nicht sehr ansehnlich, der aber alle Streichinstrumente wie ein Gott spielte. Mein Onkel liebte die Musik und der Musiker liebte Fußball, so schlossen sie Freundschaft und wurden beste Freunde fürs Leben.

Dieser Meister kam uns regelmäßig besuchen. Mein Onkel hatte am Haus ein offenes Podium, wo in großer Runde musiziert und gefeiert wurde. Ich weiß noch genau, wir schliefen auf der ersten Etage. Dort gab es eine Veranda und ich schaute hinaus auf den Kanal vor uns, wo die Boote morgens immer kamen, und zur Rechten war das Podium, wo die Musiker bis in die Nacht hinein spielten und einen Riesenspaß miteinander hatten.

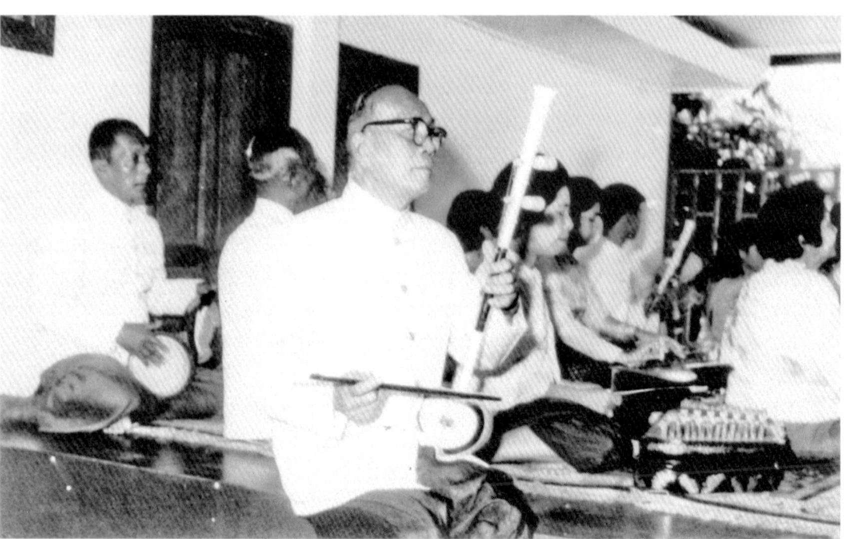

Mein Onkel beim Musizieren auf dem Podium mit dem Musikinstrument „SawU"

Die thailändische Musik ist toll. Die Stücke hat man im Kopf. Jeder kann sich zu jeder Zeit in die Runde setzen und mitspielen. Die Kunst besteht in der Improvisation – wie beim Jazz. Wenn Großmeister zusammenkommen, ist das Ergebnis umwerfend. Die Improvisationen entstehen spontan und werden nicht in Notenform festgehalten. Das hat allerdings zur Folge, dass die Künste der großen Meister nicht archiviert wurden und im Laufe der Jahrzehnte ziemlich verloren gegangen sind.

Diese Klänge der thailändischen Musik begleiten mich bis heute. Meine Geschwister und ich konnten nach einem Jahr recht ordentlich spielen und ich nahm mein Instrument später auch nach Deutschland mit.

Unter den besten Abiturienten Thailands

Haben Sie Ihre Schulzeit in Thailand vollendet?

Wir machten 1963 in Thailand das Abitur, das war schon sehr spannend. Es gab ein Zentralabitur – alle Abiturienten im Land bekamen die gleichen Fragen und Aufgaben gestellt. Die Namen der besten 50 aus jedem Zweig wurden bekannt gegeben. Bis dahin hatte es noch keiner aus unserer Schule auf eine Liste geschafft.

Dann die Riesenaufregung: meine Schwester erreichte Platz 8, ich Platz 31. Als die Noten für die einzelnen Fächer verlesen wurden hörte ich allerdings: „Weißt du was? Du wärst fast durch das Abitur gefallen."
„Wieso denn das? Ich war doch 31. des Landes!"
„Die anderen 49 Abiturienten haben alle mindestens 85 bis 90 Prozent im Fach Thailändisch gehabt, du nur 54 %. Mit 50 % ist man durchgefallen und muss das gesamte Abitur wiederholen. Wenn du in Thai so gut wie die meisten anderen gewesen wärst, wärst du Landeserster geworden, weil du in den anderen Fächern besser warst als sie."

Knapp davongekommen!

Welche Beziehung verband Sie mit dem Königshaus?

Nun, die Beziehung ist natürlich historisch bedingt. Schon mein Ur-Ur-Großvater war ein General von König Taksin, dem Befreier Thailands aus dem damaligen Joch der Burmesen. Nach dem Fall von Ayutthaya 1767 führte er Thailand in die Unabhängigkeit und gründete in Thonburi die neue Hauptstadt (südlich von Bangkok).
Aufgrund dessen hat unsere Familie vom König in Thonburi ein relativ großes Grundstück geschenkt bekommen. Danach war die Familie

ständig im Dienst des Königshauses. Mein Onkel war Sekretär bei Rama VI., Rama VII. und Rama IX. Mein Vater wurde einer der höchsten Staatsbeamten und Vertrauten des Königs Rama IX. Der König ging mit seinen Gästen und engen Freunden, darunter der belgische König Baudouin, bei uns ein und aus.

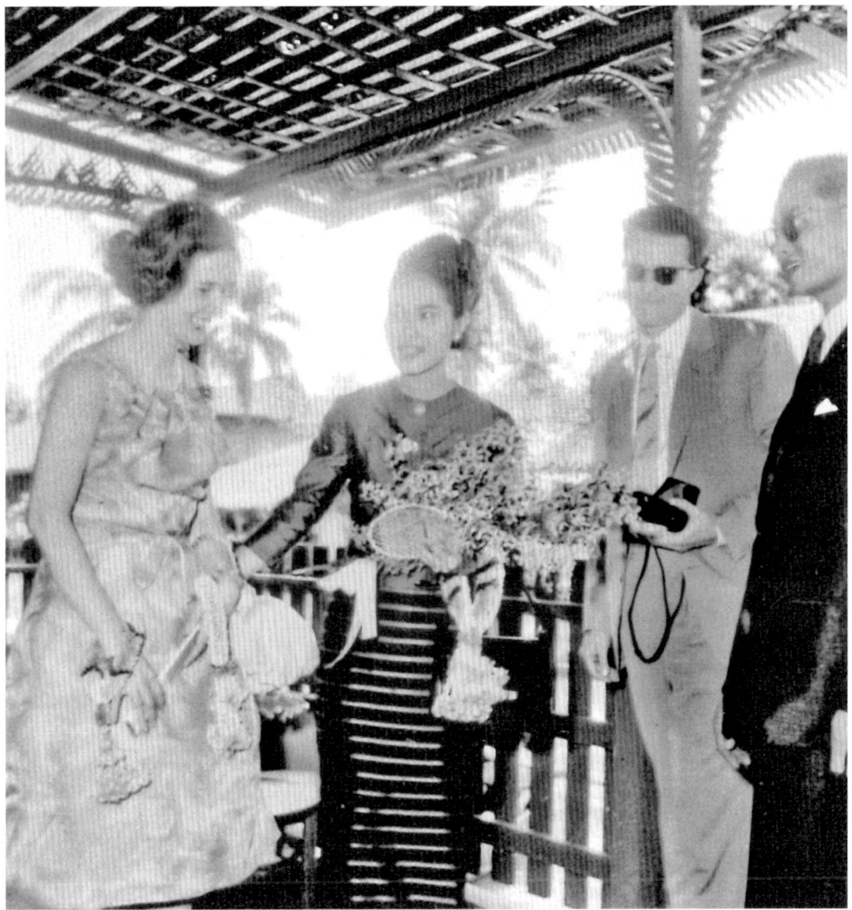

Das belgische und das thailändische Königspaar zu Besuch bei uns zu Hause

Außerdem war ich Ende der 1960er-Jahre Dauergast im Palast. Bei den Wochenendveranstaltungen spielte der sehr musikalische König Klarinette und meine Cousine sang seine beliebten Lieder. Ich hätte derweil mit der ältesten Prinzessin tanzen sollen. Das Problem war allerdings, dass ich im Tanzen nicht annähernd so gut mithalten konnte.

Mir wurde zugeflüstert, dass mich die Königin gerne noch häufiger in der Familie sehen würde, aber es hat nie „gefunkt". Sonst wäre vielleicht einiges anders geworden.

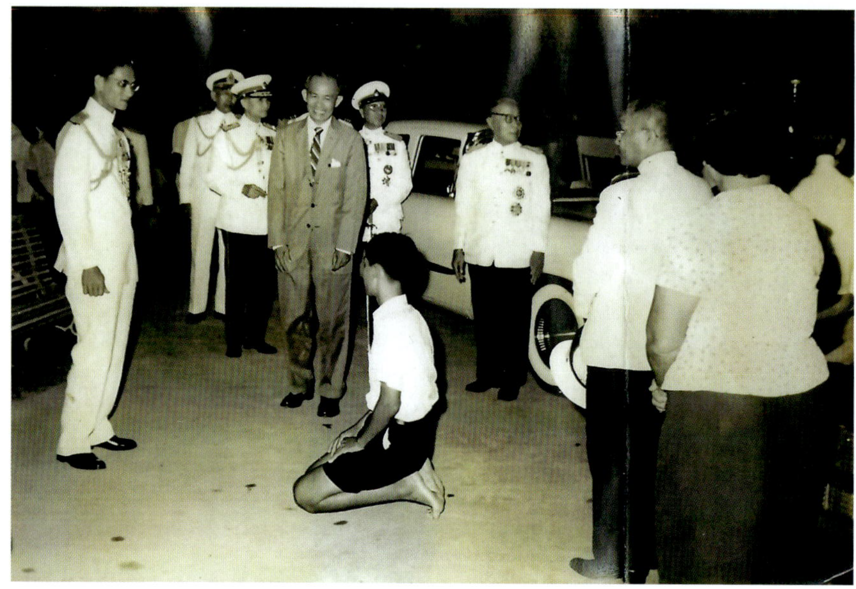

König Rama IX. bei uns zuhause 1963.
Er fragt mich nach meinen Plänen für die Zukunft.

RÜCKKEHR NACH EUROPA

Als 16-Jähriger alleine in ein fremdsprachiges Land

Wo führte Sie Ihr Weg als frischgebackener Abiturient hin?

Meine Familie kam 1963 wieder nach Europa. Mein Vater wurde als Botschafter für Belgien, die Niederlande und Luxemburg nach Den Haag geschickt. Meine Schwester ging an die Universität Oxford. Ich wollte gerne woanders hin. Die englischen und amerikanischen Universitäten waren so teuer, dass ich es meinen Eltern nicht antun wollte, zum Studieren auch in eines dieser Länder zu gehen. Wir erfuhren, dass ein Studium in Deutschland praktisch nichts kosten würde. Außerdem erklärten mir meine Eltern: „Deutschland ist interessant. Das Land ist im Aufbau und hat der Welt gezeigt, was ein Land leisten kann, wenn es nur einen Neuanfang will."
Ich ging schließlich nach Bonn. Die Kollegen meines Vaters an der dortigen Botschaft erleichterten den Neubeginn, und die Zugverbindung nach Den Haag war hervorragend. Ich konnte an den Wochenenden also relativ häufig nach Hause fahren.

Die gelegentlichen Ausflüge nach Den Haag waren eine schöne wie auch spannende Unterbrechung des Studienalltags. Meine Eltern schlossen in den diplomatischen und Regierungskreisen unzählige Freundschaften. So hatten wir ständig Besuch. Als es auf die Pensionierung meines Vaters zuging, wurde beschlossen, dass es zum Abschied eine außergewöhnliche Abendveranstaltung geben sollten: „The Asian Night". Fünf Botschaften beteiligten sich daran und veranstalteten einen Kulturabend, Ehrengast war Prinzessin Beatrix der Niederlande. An dem Abend bot jedes Land ein eigenes kulturelles Programm dar. Beim anschließenden Abendessen sollten Kinder der Botschafterfamilien mit der gleichaltrigen Prinzessin am Tisch sitzen. Und so kam es zu einer bemerkenswerten Veranstaltung, bei der ich als Tänzer und Musiker auftrat. Anschließend gab es einen höchst spannenden und denkwürdigen Abend in Gesprächen mit Prinzessin Beatrix.

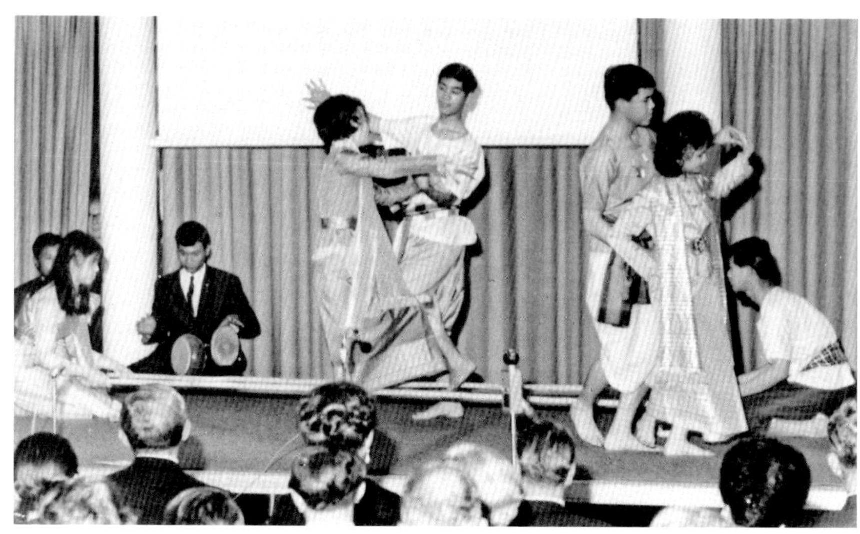

Thailändischer Tanz zum Abschied meines Vaters und für Prinzessin Beatrix der Niederlande

Warum machten Sie schon mit knappen 16 Jahren Ihren Schulabschluss? War das damals nicht auch zu früh, um im Anschluss gleich zu studieren?

Der Umzug von Ägypten nach Thailand bedingte, dass ich im Prinzip ein zweites Mal nach der Suez-Krise eine Klasse übersprang.

Der Start in Deutschland war nicht einfach. Ich konnte zu Beginn kaum Deutsch. Zu meinem Glück verbrachte ich das erste Jahr in einem Internat in Bad Godesberg. Meine Eltern gingen davon aus, dass das Sprachproblem sich von selbst lösen würde, wenn ich sofort in die deutsche Welt einträte. Das war auch der Fall, denn ich wollte unbedingt lernen, was diese Kultur ausmachte, die so viele große Dichter, Denker und Musiker hervorgebracht hatte.

Am 1. November 1963 wäre ich 17 Jahre alt geworden, für den Beginn des Medizinstudiums noch ein Jahr zu jung. Das traf sich gut, denn die meisten Ausländer mit einem nicht-deutschen Abitur mussten vor dem Studium ein einjähriges Studienkolleg absolvieren. In diesen zwei Semestern gab es jede Woche 12 Stunden Deutschunterricht.

In dieser Zeit wohnte ich weiterhin im Internat. Im Haus Rheineck des Otto-Kühne-Pädagogiums lebten vierzehn Kinder aller Altersstufen in einer Wohngemeinschaft mit den Hauseltern, dem Ehepaar Otto Kühne Jr. und seiner Frau. Die drei Kühne-Kinder waren dabei und ständig um uns. Ich lernte dort die gute alte deutsche Lebensart kennen. Vor jeder Mahlzeit wurde das Gebet „Wir danken ..." gesprochen. Wir aßen zusammen, spielten, sangen und feierten. Und ich tauschte mich mit allen viel über Glauben und Religion aus.

Vier Jahrzehnte später fand ein Treffen der „Rheinecker" statt und es gab ein letztes Wiedersehen mit unserer Hausmutter und unserem Hausvater.

Sie bleiben in unseren Herzen.

DIE ZEIT DES STUDIUMS IN DEUTSCHLAND

Wann begannen Sie mit dem Studium?

Anfang November 1964, also mit exakt 18 Jahren, begann ich mit dem Studium. Kurz davor zog ich in ein Studentenwohnheim in der Nähe der Universität um. Die Hörsäle waren mit dem Fahrrad zu erreichen. Das Studentenheim war als ein Heim für Ausländer konzipiert und es gab nur wenige deutsche Bewohner. Wir kamen aus der ganzen Welt, viele Perser, Araber, auch Skandinavier.

Mit dem Beginn des Studiums kamen Sie Ihrem Kindheitstraum, wie Ihre Mutter Arzt zu werden und Menschen, vor allem Kindern zu helfen, einen großen Schritt näher. Wie war Ihr Leben an der Universität in Bonn?

Ich war ein fleißiger Student. Die Vorlesungen fingen jeden Tag um 8 Uhr an und gingen den ganzen Vormittag bis 13 Uhr. Einige waren unglaublich gut. Meine Favoriten: Anatomie und Biochemie. Die Professoren waren einfach leidenschaftlich bei ihrer Sache, hielten die große Vorlesung vor mehr als 100, manchmal sogar 200 Studenten.

Ich saß immer in der ersten Reihe und war von ihrer Eloquenz und Sprachbeherrschung fasziniert. Alle redeten frei und benutzten Tafel und Kreide. Zeichnen konnte unser Anatomieprofessor wie kein anderer. Damals gab es kein PowerPoint, keine Folien, nichts Vorgefertigtes.

Ich ließ keine Vorlesung aus, auch nicht die weniger guten. Wenn Freunde sagten: „Ach, da gehe ich nicht hin, jetzt gibt es erst mal eine Kaffeepause", trennten sich für diese Stunde unsere Wege.
Ich kaufte auch alle Lehrbücher, die empfohlen wurden.

Die Nachmittage liefen immer nach gleichem Plan ab: Wir gingen zum Mittagessen in die Mensa. Das Essen war nicht besonders toll, aber auch nicht so schlecht. Für 1 DM (ca. 0,50 Euro) gab es Suppe, Hauptspeise und Nachspeise.

Nach dem Mittagessen radelte ich wieder zurück. Ich hatte ein kleines Zimmer mit minimaler Einrichtung. Kein Bad oder Toilette – die gab es auf der Etage zur allgemeinen Verfügung. Die gemeinsame Küche für das ganze Wohnheim befand sich im Keller.

Als Erstes nach der Heimkehr legte ich mich hin und schlief eine Stunde. Um 16 Uhr fing ich an zu arbeiten Die Vorlesungsnotizen wurden hervorgeholt und die Lehrbücher zu Rate gezogen. Daneben lag Langenscheidts Deutsch-Englisch-Wörterbuch griffbereit. Die überarbeiteten Notizen wurden in neue Hefte übertragen. So entstanden mit der Zeit Kompendien für alle Hauptfächer, die ich auch meinen Freunden zur Verfügung stellte.

Erst so verstanden Sie den Inhalt aus der Vorlesung ganz, oder?

Ja, ich vertiefte das Wissen, mit dem Ergebnis, dass ich ziemlich gut Bescheid wusste. Wir hatten nach zwei Semestern das Vorphysikum (Anm.: bis 1970 die erste Prüfung im Medizin-Studium) und nach weiteren drei Semestern das Physikum (Anm.: die erste große Zwischenprüfung). Das waren mündliche Prüfungen, bei denen man den Professoren Rede und Antwort stehen musste. Im günstigsten Fall bekam man eine Eins (sehr gut), und wenn nicht, eine Zwei (gut) oder Drei (befriedigend). Durchgefallen (Note 5, mangelhaft) sind nur wenige. Zu meiner eigenen Verwunderung erhielt ich im Verlaufe des ganzen Studiums nie eine andere Note als „sehr gut".

Das hatte Folgen. So fragte mich der Biochemie-Professor nach dem Physikum, ob ich nicht bei ihm eine Doktorarbeit machen wolle. Eine experimentelle Doktorarbeit in der Medizin entspricht eher einer naturwissenschaftlichen Diplomarbeit und es war möglich, die Laborarbeit parallel zum Studium vorzunehmen. Ich sagte freudig zu.

Wie finanzierten Sie sich die Lebenskosten als Student?

Nach dem Physikum bekam ich einen Job als „Hiwi" (wissenschaftliche Hilfskraft) im biochemischen Institut. Ich half bei den Praktika aus und verdiente damit ein bisschen Geld. Außerdem erhielt ich ein Stipendium des Deutschen Akademischen Austauschdienstes (DAAD).
Das reichte aus, dass ich meinen Lebensunterhalt selbst bezahlen konnte, ich brauchte also von meinen Eltern gar kein Geld. 1965 machte ich meinen Führerschein und ein Jahr später, 1966, nach dem Physikum, bekam ich als Belohnung von meinen Eltern einen VW-Käfer. Die Erweiterung des Aktionsradius sollte sehr bald positive Folgen für mich mit sich bringen.

EXKURS – Entdeckung der klassischen europäischen Musik

Was ist Ihnen von der deutschen und europäischen Kultur während Ihres Studiums noch besonders in Erinnerung?

Entscheidend war die Entdeckung der europäischen klassischen Musik.

Bei einem Besuch in Den Haag eröffnete mir meine jüngere Schwester: „Ich habe eine wunderbare Schallplatte gefunden, die musst du dir unbedingt anhören."
Es war das Violinkonzert von Mendelssohn auf der einen Seite, auf der anderen Seite das Violinkonzert von Tschaikowsky, gespielt von Isaac Stern. Wie dieser Mann so spielen konnte, war schier unfassbar. Ich kaufte die Platte sofort, und dann fing ich an, klassische Musik zu hören.

Diese Musik veränderte mein Leben noch einmal völlig. Gerade zu jener Zeit gab es einen Ausverkauf von Schallplatten, weil alles auf Stereo umgestellt wurde und die Mono-Schallplatten zu einem Schleuderpreis verramscht wurden. Mir ist es noch gut in Erinnerung, Kaufhof verkaufte damals Berge von Platten, alle für 5 statt zum Normalpreis von 25 D-Mark.

25 Mark waren damals ja sehr viel Geld, kann der Preis stimmen?

Ja, es war sehr viel Geld – für mich zu viel. Ich habe immer die Platten aus dem Ausverkauf nach Hause geschleppt.

Auf dem kleinen Tisch neben meinem Bett stand ein Dual-Schallplattenspieler. Ich hörte jeden Abend meine Schallplatten und schlief mit der Musik ein.
In dieser Zeit entdeckte ich Konzertveranstaltungen. Die Litfaßsäulen waren immer vollgeklebt mit Ankündigungen von bekannten und auch weniger bekannten Künstlern – „Ah, da gibt es ja ein Konzert ganz in der Nähe."
Ich wurde zum Konzertgänger. Während der Konzertsaison gab es wöchentlich mehrere Konzertbesuche und ich lernte nicht nur das gängige Repertoire von Bach bis Schostakowitsch (danach wurde es mir etwas zu modern), sondern auch die großen Musikinterpreten kennen.

Über die Jahre entstand eine große Schallplatten-Sammlung. Ich fand es faszinierend, wie verschiedene Künstler die gleichen Werke interpretierten, und besorgte mir entsprechend mehrere verschiedene Aufnahmen von den wichtigen Werken.

Es entstand zu der Zeit, 1966, eine weitere große Leidenschaft von mir. Wenn ein Künstler nach Bonn kam, ging ich ins Konzert und holte mir in der Pause ein Autogramm. So entstand eine Sammlung von Hunderten signierten Schallplatten, die bei uns heute noch im Regal stehen und auf die ich stolz bin. Ich habe die Künstler dabei persönlich angetroffen und mit einigen sogar gesprochen.
Einige fragten: „Na, wie heißt du?"
Und dann schrieb Henryk Szeryng auf seiner legendären Aufnahme der Bach-Solosonaten für Violine: Sucharit, zur Erinnerung an Henryk Szeryng.

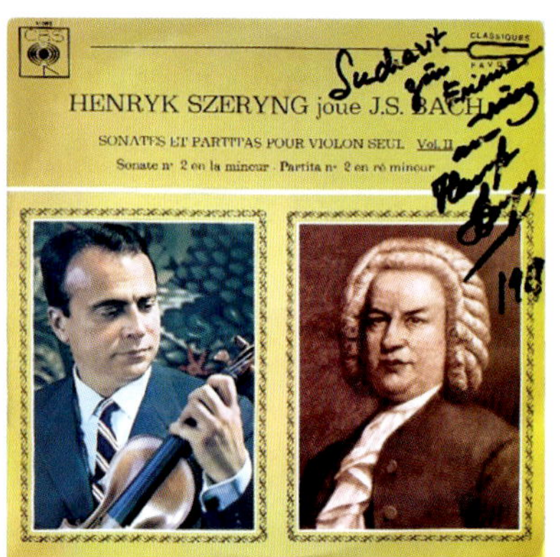

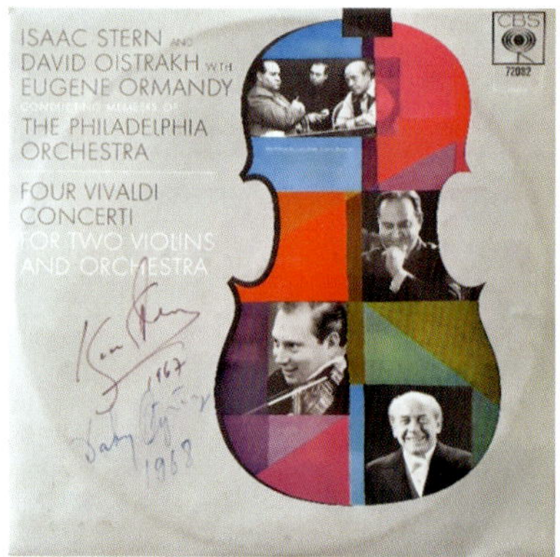

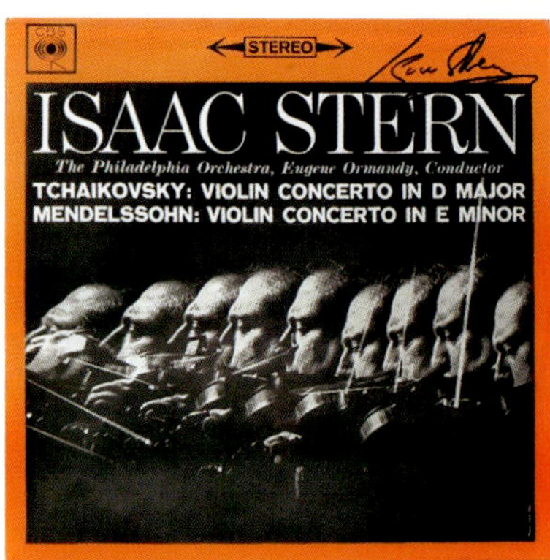

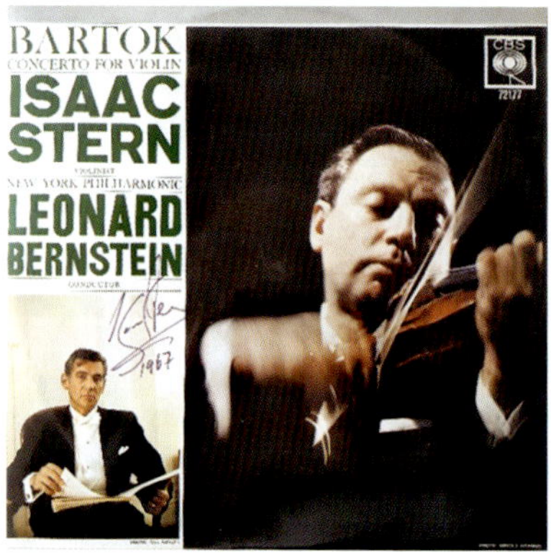

Auszüge aus meiner Schallplatten- und Autogramm-Sammlung

Auch diese Kultur ist komplett untergegangen. Schallplatten gibt es nicht mehr, und Autogramme sammelt sowieso niemand. Ich fragte spaßeshalber mal herum, ob eine Schallplatten-Handlung Interesse an signierten Schallplatten hätte und was ich dafür bekommen könnte. Da winkten sie ab: „Ne, ne, da gibt es überhaupt keine Nachfrage." Das ist doch wahnsinnig. Ich habe Autogramme der größten Musiker der Welt. Isaac Stern, David Oistrakh, Svjatoslav Richter, Mstislav Rostropovich, um nur wenige zu nennen. Da gibt es überhaupt niemanden, der sich dafür interessiert.

Ich könnte mir vorstellen, dass Sie über das Internet vielleicht eher Liebhaber finden.

Das glaube ich nicht. Ich habe es auch nicht versucht und will es auch gar nicht. Die Autogramme sind mir viel zu kostbar.

Weite Reisen, um Künstler live zu erleben

Besuchten Sie nur in Bonn Konzerte oder erweiterten Sie Ihren Konzertradius?

Ich reiste teilweise sehr weit, um berühmte Künstler zu hören. Was ich eben zu der Zeit sah und lernte: ein Großteil dieser begnadeten Musiker waren Juden. Isaac Stern, David Oistrakh, Artur Rubinstein ... Sie kamen deshalb verständlicherweise nicht nach Deutschland.

Mit Isaac Stern gibt es eine tolle Geschichte: Wir waren gerade in den Sommerferien am Bodensee, als es in Luzern ein Konzert mit Isaac Stern gab. Er spielte Bartoks zweites Violinkonzert. Von Radolfzell am Bodensee fuhr man ca. zwei Stunden nach Luzern, es war also gut machbar. Na, also stiegen wir ins Auto und fuhren hin. Nach dem Konzert belagerte ich Isaac Stern mit einem ganzen Stapel von Schallplatten, darunter das von ihm gerade zuvor gespielte Konzert von Bartok. Und vor allem „meine" erste Aufnahme von ihm mit Mendelssohn und Tschaikowsky. Er unterhielt sich ganz freundlich mit mir und ich war in einer anderen Welt.

In dieser Zeit fing ich an, Geige zu spielen. Auch wenn ich es insgesamt nicht sehr weit brachte, Unterrichtsstunden nahm ich nach der Bonner Zeit bis zum Ende der 1970er-Jahre.

Spielen Sie jetzt noch Geige oder das thailändische Streichinstrument?

Nach dem Amtsantritt in Mainz fehlte schlicht die Zeit für das Musizieren. Aber nach meiner Pensionierung kam meine Frau Karina und sagte: „So, jetzt ist es Zeit, dass du wieder anfängst."
Sie besorgte mir in Bangkok ein neues Instrument und ich fing wieder an. Ich spielte in unserem Wohnzimmer allein vor mich hin und fühlte mich um Jahrzehnte in die glücklichen Zeiten zurückversetzt. Fast tagtäglich - bis Corona kam. Damit kam alles zum Stillstand.

Warum hörten Sie mit Auftreten von Covid-19 auf zu spielen?

Mein Sohn Sebastian ist Arzt, Forscher, Erfinder und gleichzeitig profilierter Querflötist. Als er bei einem seiner gelegentlichen Besuche zuletzt hier war, fragte ich: „Und, spielst du eigentlich noch?"
Er antwortete: „Nein. Diese ganze Missstimmung in der Welt macht das Musizieren fast unmöglich.
Wenn die Stimmung fehlt, kann man nicht musizieren, das ist so."

Wäre es nicht gerade jetzt besonders wichtig, zu musizieren?

Ich erzähle Ihnen etwas: Meine Frau und ich waren vor kurzem mit einem ganz lieben Freund in der Schweiz unterwegs. Auf dem Rückweg spielte er eine Aufnahme des Violinkonzerts von Brahms mit Itzhak Perlman ab. Danach folgten Mozart und Bach. Ich hörte also während der letzten 1,5 Stunden der Fahrt wieder Musik. Bei unserer Ankunft zu Hause sagte ich spontan: „Ich werde wieder anfangen."
In der Tat kann Musik in schweren Stunden ein Anker sein.

Was war Ihr größtes, einprägsamstes Erlebnis als Medizinstudent?

Meine Studienzeit in Bonn verging schnell. In den ersten Jahren lernte man die theoretischen Fächer. In meinem letzten Studienjahr, also 1969, stand dann das Spannendste des ganzen Studiums auf dem Plan: Die große Vorlesung Innere Medizin.

Zu der Zeit hatte ich übrigens meine Doktorarbeit fertiggestellt. Mein Doktorvater, der Biochemie-Professor Klaus Otto, publizierte die Ergebnisse in Hoppe Seyler's Zeitschrift für Physiologische Chemie und führte mich großzügigerweise als Mitautor auf. Meine erste wissenschaftliche Publikation erschien somit in dieser Zeit[1].

Zeuge der einzigartigen früheren deutschen Vorlesungskultur

Was war das Besondere für Sie an dieser Vorlesung der Inneren Medizin?

Vom ersten Tag an war alles einfach genial anders. In der ersten Stunde saßen von den 150 eingeschriebenen Studenten keine 20 im Saal. Auf meine Frage „Wieso" kam die lapidare Antwort: „Die Vorlesung ist so schlecht."
Sie wurde bislang von dem gerade ausgeschiedenen Klinikchef gehalten.

Dann ging die Tür auf. Hinein kam ein drahtiger, relativ kleiner Mann, der sichtlich vor Energie sprühte. Er sprach mit schweizerischem Akzent.

„Ich möchte mich vorstellen. Ich heiße Walter Siegenthaler und ich bin Schweizer."

Er wurde aus Zürich nach Bonn berufen, um die Leitung der Medizinischen Poliklinik der Universität zu übernehmen. Begleitet wurde er von seiner Frau. Sie war seine rechte Hand und Oberärztin an der Klinik.

Siegenthaler: „Ich habe hier eine Liste der eingeschriebenen Studenten, es sind ungefähr 150. Wo sind sie denn?"
Alle senken beschämt den Blick. „Das macht nichts, das wird sich bald ändern. Eins vorweg: Ich möchte gerne, dass wir uns kennenlernen."

Ich saß wie immer in der ersten Reihe und kam als Erster dran.
„Wie ist Ihr Name bitte?"
„Bhakdi".
„Und Vorname?"
„Sucharit"
„Danke. B ist oben auf der Liste, besonders leicht zu finden"
Er machte einen Haken. „Herr Bhakdi, aus welchem Land kommen Sie?"
„Aus Thailand."
„Ah, Thailand, ein sehr schönes Land. Kennen Sie eine Krankheit, die in Thailand häufig, aber bei uns praktisch nie vorkommt?"
„Ja, Malaria."
„Ja, Malaria gibt es hier nicht. Warum?"
Es ging nur kurz weiter, sodann: „Heute habe ich einen Patienten mitgebracht. Er hat eine Krankheit, die bei uns sehr oft, in Thailand dagegen weniger oft vorkommt."

Dann wurde ein Patient in den Saal gebeten und Siegenthaler stellte ihn vor. „Das Erste, was man macht, ist, sich mit dem Patienten über die Vorgeschichte zu unterhalten. Gab es irgendwelche besonderen Ereignisse? War er im Ausland, hat er sich vielleicht eine Krankheit dort geholt? Und so weiter.

Dann untersucht man den Patienten", und ich sagte mir selbst: „Ja, genau das hat meine Mama mir auch gesagt. Man muss den Patienten zuerst befragen und dann muss man ihn untersuchen."
Siegenthaler weiter: „Man muss wissen, welche Laboruntersuchungen sinnvollerweise anzufordern sind. Vergesst aber nie: im Vordergrund steht der Patient. Laborbefunde können zur Diagnosestellung helfen, aber sie sind nie maßgeblich."

In der nächsten Stunde saßen schon viel mehr im Hörsaal – Siegenthaler kam herein und sagte: „Ah, es werden schon mehr. Ja, übrigens, das ist Herr Mayer, der sicher unseren gestrigen Fall für die neuen Besucher zusammenfassen kann."

So ging es Schlag auf Schlag weiter, es war begeisternd und erstaunlich, wie viel er uns in kurzer Zeit beigebracht hatte. Als dieser ganze Corona-Wahnsinn ausbrach, sagte ich immer wieder: „Wenn Siegenthaler hier wäre, würde die Schweiz ganz bestimmt zur Vernunft gerufen werden."

EXKURS – Untergang der deutschen Vorlesungskultur

Was ist der Unterschied der Vorlesungen von heute zu jenen von damals?

Wissen Sie, heute gehen die Studenten nicht mehr in die Vorlesungen, und die meisten Vorlesungen sind schlecht. Es ist so traurig. Einst gab es von den Professoren den Spruch: „Wir fördern durch Fordern."

Sie forderten und förderten. Diese Kultur ist weitestgehend verloren gegangen. Das fing in den 1980er-Jahren an. Ich wurde zum traurigen Begleiter des Niedergangs der deutschen Vorlesungskultur, die ich so bewundert und geliebt habe.

Woran merken Sie, dass die Vorlesungskultur untergegangen ist?

Der Unterschied zu früher ist, dass die Dozenten, die Hochschullehrer, selbst nicht mehr gelernt haben, wie man lehrt. Es ist so wie bei den Lehrern in der Schule: Sie lernen nicht, sich in die Lage der Lernenden zu versetzen und Wissen als Ganzes zu vermitteln.
Das Problem ist, dass die moderne sogenannte Medizin und Wissenschaft immer spezialisierter wird. Zu meiner Zeit haben die Bakteriologen sich mit den Virologen, den Hygienikern, den Immunologen und den Klinikern zusammengetan, miteinander ausgetauscht und beraten, um das große Ganze zu überblicken. Heute neigen die Professoren dazu, den Lehrstoff auf ihr eigenes Gebiet zu begrenzen und die Wichtigkeit ihres Wissens zu überschätzen. Selbstüberschätzung ist jedoch der Vorbote des Niedergangs in der Lehre und Medizin.

Glauben Sie, geschieht das weltweit oder hauptsächlich nur im deutschsprachigen Raum oder in Deutschland?

Es ist weltweit. In den 1980er-Jahren fing diese Entwicklung an! Früher gab es eine intensive Interaktion zwischen Lehrenden und Lernenden. Die Professoren kannten die Studenten und die Prüfungen waren mündlich. Ich musste zwölf mündliche Prüfungen im Staatsexamen bestehen. Bei solchen Prüfungen konnten die Professoren das Wichtige vom weniger Wichtigen nach Ermessen gewichten. Bei uns hieß es: „Oh, du kommst zu ihm? Pass auf, du kannst alles Mögliche richtig beantworten, aber wenn du das nicht weißt, fliegst du raus."

Heute gibt es schriftliche Multiple-Choice-Prüfungen. Fragen werden gestellt und fünf mögliche Antworten angeboten. Man muss die richtige ankreuzen. Es ist wichtiger, alte Fragensammlungen zu studieren als in Vorlesungen zu gehen oder Lehrbücher zu lesen. Dann kann praktisch jeder bestehen, auch ohne Verstand. Wir produzieren Masse statt Klasse.

Wo sehen Sie Handlungsbedarf, wie könnte man diese negativen Entwicklungen wieder umkehren?

Oh, ich fürchte, ich sehne mir eine so große Reform herbei, die kann es auf die schnelle Tour nicht geben. Das ganze System ist schlecht.

Auf die Universität bezogen oder auf die Lehre? Oder meinen Sie überhaupt das gesamtgesellschaftliche System?

Gesamtgesellschaftlich. Die Forschung ist auch korrumpiert und korrupt. Wissenschaftler, die im Mainstream bleiben, begutachten und bewilligen sich gegenseitig die knappen Forschungsgelder. Und in dem Moment, in dem die Pharmaindustrie mitfinanziert, ist die Sache ganz verloren. Ich habe nie zu dieser Welt gehört und bin dafür froh und dankbar. Damals konnte man es sich leisten, vom Establishment abzuweichen. Heute ist es nicht mehr möglich. Wer nicht mitmacht, wird fallen gelassen und ist verloren.

Warum hätten die Schweizer, wenn Prof. Siegenthaler noch leben würde, aus Ihrer Sicht am Beginn der sogenannten Corona-Pandemie einen anderen Weg gewählt?

Siegenthaler hätte den Missbrauch des untauglichen PCR-Tests von vorn herein verhindert.

> Niemals darf ein Labortest allein die Grundlage für ärztliche Entscheidungen bilden. Wenn Menschen keine oder nur wenige Symptome haben, sind sie nicht ernsthaft krank. Und wer nicht ernsthaft krank ist, gehört nicht ins Krankenhaus.
>
> Das hat auch meine Mutter immer gesagt: „Wenn jemand nicht krank ist, Hände weg! Es gibt keine Gesunden, die medizinisch versorgt werden müssen.

> Und Quarantäne ist etwas aus medizinischen Urzeiten.
> Es bedeutet die Isolierung von symptomlosen Menschen auf einen reinen Verdacht hinaus.
> Es sollte nicht verwechselt werden mit der sinnvollen Isolierung von symptomatischen Menschen, die einen hochansteckenden Krankheitserreger in sich tragen.

Quarantäne gehört nicht zur Welt der modernen Medizin. Wer das glaubt, hat entweder Medizin nicht studiert oder ist trotz Studiums ignorant geblieben. Ein PCR-Test kann doch unmöglich als „Goldstandard" für die Entscheidung für eine Quarantäne verwendet werden. Ärzte, die das zulassen, gehören sofort vom Dienst suspendiert.

Im Übrigen hat es ganz zum Anfang der Pandemie im April 2020 einen Arzt in der Schweiz gegeben, der seine Gegenstimme erhoben hat: „Schweizer, besinnt euch doch! Was ihr tut, ist Wahnsinn. Ja, die ganze Corona-Geschichte ist Unsinn. Nichts stimmt daran."

Das war der bekannte Kardiologe Dr. Thomas Binder. Thomas Binder hat bei Siegenthaler in Zürich gelernt. Zu den Medizinern, die neben Wolfgang Wodarg sehr früh aufgestanden sind, gehörten also zwei Siegenthaler-Schüler – ein Thailänder und ein Schweizer. Thomas Binder ist auch Mitbegründer der Aletheia, der Schweizer Aufklärungs-Bewegung. Ich gründete mit Dr. Ronald Weikl den deutschen Verein „Mediziner und Wissenschaftler für Gesundheit, Freiheit und Demokratie" (MWFGFD). Weiter haben wir ein internationales Konsortium „Doctors for Covid Ethics" und auch hier ist Thomas Mitglied des Organisationskomitees. Siegenthaler wäre mit seinen Schülern bestimmt zufrieden gewesen.

Damit zurück zu Prof. Siegenthaler und zu meiner Studienzeit in Bonn. Da kam das medizinische Staatsexamen 1970 und Siegenthaler fragte mich danach, was ich vorhatte. Ich antwortete: „Kinderarzt werden."

Zu jener Zeit war es so, dass man nach dem Examen auf jeden Fall eine Medizinal-Assistenzzeit von zwölf Monaten absolvieren musste, davon mindestens ein Drittel der Zeit in einer Abteilung für Innere Medizin. Siegenthaler bot mir eine Stelle auf seiner Privatstation an, die ich gerne annahm.

Wie waren die Monate auf der Privatstation für Innere Medizin bei Prof. Siegenthaler für Sie?

Diese Monate waren ein kostbares Geschenk. Jeden Morgen um 10 Uhr kam alle Ärzte zur gemeinsamen Konferenz zusammen. Dann gab es „The Grand Round". Siegenthaler saß vorne, seine Frau zur rechten Hand, und fragte: „Was gibt es für berichtenswerte Fälle heute?"

Ein Arzt eröffnete die Runde: „Patient X kam in die Notaufnahme mit unerträglichen Kopfschmerzen. Er dachte, er müsste sterben. Die Schmerzen kamen aus heiterem Himmel, er ist jung und nie vorher ernstlich krank gewesen."
Siegenthaler: „Herr Bhakdi, woran denken Sie?"

Er kannte jeden mit Namen, wir waren seine große Familie.

Ich schaute angestrengt vor mich hin. Nach 10 Sekunden:
„Herr Bhakdi, morgen berichten Sie über die Hirnvenen-Thrombose und sagen in fünf Minuten, warum es so wichtig ist, die Diagnose sofort zu stellen."

Am nächsten Tag begann ich das Referat mit: „Die Hirnvenen-Thrombose ist ein lebensbedrohliches Ereignis. Für die Klinik typisch sind schlagartig auftretende, unerträgliche Kopfschmerzen, die vergesellschaftet oder gefolgt werden können von Lähmungen aller Art. Unbehandelt ist die Häufigkeit von Dauerschäden und Todesfällen hoch."

Übrigens, all dieses passiert jetzt bei COVID-19-geimpften Patienten. Es gab ja schreckliche Geschichten von Hirnvenen-Thrombosen mit Todesfolge direkt nach Beginn der Impfkampagne am Anfang von 2021. Wir haben einen Brief an die zuständigen Behörden (European Medicines Agency, EMA) geschrieben und sie darauf hingewiesen, dass ein ursächlicher Zusammenhang zwischen Impfung und Erkrankung angenommen werden musste. Ihre zynische Antwort: Ja, es gab tatsächlich neun Fälle von tödlich verlaufenden Sinusvenen-Thrombosen. Aber der Nutzen der Impfung ist so groß, dass diese Fälle in Kauf genommen werden.

EINE ERFOLGREICHE WISSENSCHAFTLER-KARRIERE BEGINNT

War für Sie während des Studiums immer klar, dass Sie in die Forschung gehen wollten, eigentlich wollten Sie doch Kinderarzt werden?

Ja, aber ich wollte mehr verstehen wie die Krankheiten zustande kamen. Ich wollte nicht einfach übernehmen, dass ein Keim krank macht, ohne zu wissen warum und wieso. Mein Bruder litt an einem endogenen Ekzem und hatte Hautausschläge. Ich wollte wissen, wie und warum sie entstanden. Das war für mich eine Voraussetzung dafür, dass ich dann in die Praxis gehen würde.

Professor Siegenthaler lehrte uns auch auf der Station, wie man Medizin praktiziert, und es war eine wunderbare Zeit. Am Ende fragte er mich: „Ja, sind Sie sicher, dass Sie nicht Internist werden wollen? Denn ich werde nach Zürich gehen und würde Sie gerne mitnehmen.“
Aber ich antwortete: „Nein, es tut mir leid, bevor ich in die Klinik gehe möchte ich die Grundlagenforschung kennenlernen. Ich interessiere mich sehr für Immunologie und würde gerne an das Max-Planck-Institut für Immunbiologie in Freiburg gehen“.
Siegenthaler hatte dafür volles Verständnis und sagte, er würde mir ein Zeugnis ausstellen, das alle Türen öffnen würde.

Das tat er und so ist es passiert. Wenige Tage nachdem ich den Bewerbungsbrief abgeschickt hatte, rief mich die Sekretärin des Max-Planck-Instituts an und lud mich zum Vorstellungsgespräch beim Institutsleiter Professor Otto Westphal ein. Westphal war der berühmteste Immunbiologe Deutschlands, Entdecker eines der wichtigsten Gifte von Bakterien, des sogenannten Endotoxins.

Ich fuhr mit meiner damaligen Partnerin also nach Freiburg. Wir stellten uns vor und erhielten das Angebot, als Stipendiaten am Institut zu arbeiten. Mein beruflicher Lebensweg begann damit im Frühjahr 1972. Birgit war auch Ärztin und wurde dann meine erste Frau. Uns wurden 1973 bis 1979 vier Söhne geboren, Sebastian, Johannes, Benjamin und Jeremias. Mit dem ältesten, Sebastian, der auch Arzt wurde, entstand eine sehr enge berufliche Verbindung, die bis heute anhält.

Prof. Dr. med. Walter Siegenthaler
DIREKTOR DER MEDIZINISCHEN UNIVERSITÄTS-POLIKLINIK BONN

53 BONN 1, den 25. 2. 1971
Wilhelmstraße 35/37 Telefon 52981

Z e u g n i s

Ich bestätige hiermit, daß Herr Sucharit B h a k d i, geb. am 1. 11. 1946, vom 1. 11. 197o bis 28. 2. 1971 als Medizinalassistent in der Medizinischen Universitäts-Poliklinik Bonn gearbeitet hat.
Herr Bhakdi hat im Februar 1963 in Bangkok das thailändische Abitur absolviert. Dem Medizinstudium oblag er in Bonn, wo er nach dem Physikum bis zum Abschluß des Studiums Stipendiat des Deutschen Akademischen Austauschdienstes war.
Im Juli 197o hat er in Bonn das Staatsexamen bestanden.
Ich kenne Herrn Bhakdi von seiner Studentenzeit, wo er bei mir die Vorlesungen besucht hat. Ich habe ihn schon dort als intelligenten, kritischen, interessierten und qualifizierten Studenten kennengelernt. Ich habe mich deshalb gefreut, daß er einen Teil seiner Medizinalassistentenzeit an unserer Klinik verbracht hat.
Herr Bhakdi hat in dieser Zeit mit größter Gewissenhaftigkeit und Einsatz die ihm übertragenen Aufgaben erledigt.
Er war uns eine echte Hilfe, zumal er auch zu den Patienten einen ausgezeichneten Zugang hat.
Ich möchte Herrn Bhakdi, der mir als einer der Begabtesten begegnet ist, für jede weitere Förderung bestens empfehlen.
Trotz seiner thailändischen Herkunft zeigt er auch sprachliche Umgangsformen, die höchste Ansprüche erfüllen.

Medizinische Universitäts-Poliklinik

Prof. Dr. W. Siegenthaler

Mein Zeugnis von Prof. Siegenthaler

Max-Planck-Institut in Freiburg

Woran arbeiteten Sie im Max-Planck-Institut in Freiburg?

Ich kam in die medizinische Abteilung, die von Professor Herbert Fischer geleitet wurde. Fischer interessierte sich insbesondere für die Wirkweise des sogenannten Komplementsystems. Das Komplementsystem besteht aus einem Satz von Blut-Eiweißen (Proteinen), die wie Zündkörper an einer Schnur der Reihe nach aktiviert werden. Angezündet wird die Schnur durch Antikörper, wenn diese sich an ihre Zielzellen binden. Das geschieht beispielsweise, wenn Blut falsch transfundiert wird. Ein Mensch mit Blutgruppe A hat immer Antikörper gegen Blutgruppe B (und umgekehrt), weswegen er Spenderblut B nicht verträgt. Geschieht das Unglück, dann binden die Antikörper an die falsch transfundierten Zellen und aktivieren das Komplementsystem. Am Ende der Reaktionskette wird ein Geschoss abgefeuert, das die roten Blutkörperchen zum Platzen bringt.

Ich erhielt die Aufgabe, die Ursache der Zellschädigung durch das Komplementgeschoss zu erkunden. Das war eine gewaltige Aufgabe denn die technischen Möglichkeiten, geschädigte Zellen zu untersuchen, waren zu der Zeit sehr begrenzt. Die Aussichten erschienen zudem beängstigend, weil die weltführende Komplementforschergruppe unter der Leitung von Hans Müller-Eberhard alle Voraussetzungen in der Hand hatte, das Rätsel zu lösen. Im Verlaufe von Jahren war es ihnen gelungen, die einzelnen Komplementproteine aus Blut aufzureinigen, die Abfolge der Kettenreaktion aufzuklären und die Existenz des Zaubergeschosses zu entdecken. Die Welt wartete bloß auf ihre Erklärung, wie das Geschoss funktionierte. Dann, so wurde gemunkelt, würde Müller-Eberhard in die Reihe von Nobelpreis-Kandidaten aufsteigen.

Es erschien sehr wahrscheinlich, dass der Angriff des Komplements auf die Zellmembran gerichtet war. Zu der Zeit stand die Erforschung von Zellmembranen in ihren wissenschaftlichen Anfängen. Zellmembranen bestehen aus Lipiden (Fetten) und Proteinen. Außen assoziierte Proteine sind wasserliebend (hydrophil) und relativ locker gebunden. Mit schonenden Methoden können sie von den Membranen abgelöst werden. Integrale Membranproteine sind hingegen mit wasserabstoßenden (hydrophoben) Regionen in den Lipidschichten fest verankert. Da sie sowohl hydrophile als auch hydrophobe Anteile besitzen, werden sie als amphiphile Proteine (also sowohl wasserliebend als auch fettliebend) bezeichnet.

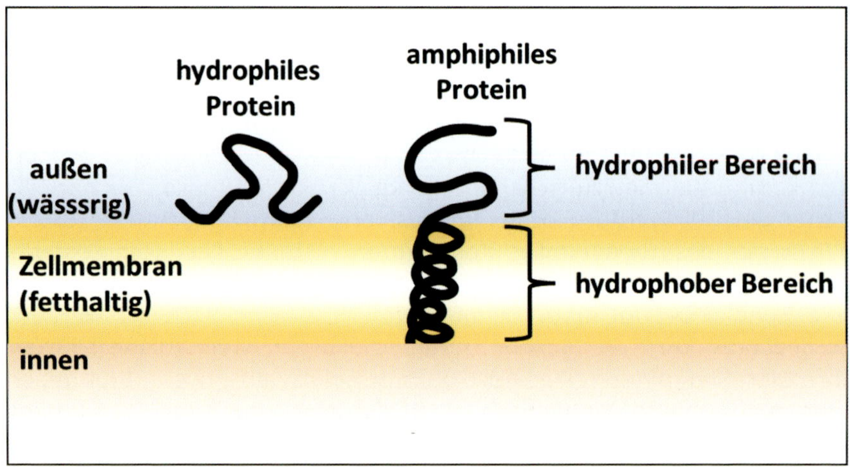

Hydrophile (wasserliebende) Proteine können an der Zellmembran anhaften, aber sie können nicht in diese eindringen. Denn die Zellmembran besteht hauptsächlich aus wasserabweisenden Lipiden (Fetten). Amphiphile Proteine besitzen einen hydrophilen und einen hydrophoben (wasserabweisenden) Anteil. Letzterer kann sich in der Zellmembran verankern.

Komplementproteine sind wasserliebend. Mit ihnen auf eine Zellmembran zu schießen und diese dadurch zu durchlöchern, schien deshalb unmöglich. Es wäre so, als würde man mit einem Schneeball auf eine Hauswand zielen. Der Schneeball würde vielleicht kleben bleiben, aber könnte nie einen Schaden in der Mauer anrichten. Dazu müsste sich der Schneeball verwandeln und zwar in ein Geschoss, dass in die Wand eindringen konnte. Zu der Zeit (1972) war die Umwandlung eines hydrophilen Proteins in ein amphiphiles Protein unbeschrieben. Daher wurde allgemein vermutet, dass das Zaubergeschoss selbst gar keine Wandundichtigkeiten erzeugen könnte.

Ich begann, mich mit der Membranforschung zu beschäftigen. Vordringlich waren die Fragen, wie man membranständige Komplementproteine nachweisen und gegebenenfalls aufreinigen könnte. Ein Riesenfortschritt in der Membranforschung betraf die Verwendung von Seifen (Detergenzien) zur Auflösung der Lipide. Spezifische Antikörper konnten dann benutzt werden, um die freigesetzten Proteine zu identifizieren. Die Methodik hierfür wurde zu der Zeit von Ole Bjerrum an der Universität Kopenhagen etabliert. Ole und ich trafen uns 1973 auf einem Kongress und schlossen miteinander Freundschaft. Ich suchte ihn in Kopenhagen auf und erlernte die Technik. Rasch danach war die erste Hürde genommen und es gelang uns, das abgefeuerte

Komplementgeschoss in den getroffenen Membranen nachzuweisen. Zu unserem Erstaunen stellten wir fest, dass sich das Geschoss wie ein integrales Membranprotein verhielt: ohne den Einsatz von Seifen ließ es sich nicht aus der Membran ablösen. Wir hatten das erste Beispiel entdeckt, bei dem sich ein ursprünglich wasserliebendes Protein in ein amphiphiles Protein umwandelte[2].

Ein junger australischer Stipendiat am Institut erkannte die Tragweite der Arbeit und bot mir seine Hilfe an. Peter Ey hatte Erfahrung mit der Aufreinigung von Proteinen und so gingen wir an die Aufgabe, das Zaubergeschoss zu isolieren. Meine damalige Frau Birgit wurde in das Vorhaben eingebunden. Die Arbeit ging rasch voran und so konnte im Sommer 1975 ein Manuskript von drei jungen Max-Planck-Stipendiaten zur Publikation eingereicht werden, in dem die erstmalige Aufreinigung des Zaubergeschosses des Komplementsystems beschrieben wurde.

Damit war Ihre wissenschaftliche Laufbahn wohl gesichert.

Zugegebenermaßen herrschte bei uns eine ziemliche Euphorie. Zum Glück, so dachten wir uns, steht die Begutachtung der wissenschaftlichen Projekte am Institut durch ein internationales Konsortium unmittelbar bevor. Sicher würden wir eine Top-Bewertung bekommen und die Arbeiten fortsetzen können.

Es kam anders. Vor der Kommission referierte ich über die Aufreinigung des Komplement-Geschosses und war voller Zuversicht. Unfassbar der Schock, als das Urteil verkündet wurde: mein Projekt sollte gestoppt werden. Begründung: es sei nicht schlecht, aber nicht gut genug. Warum? Weil die Erstpublikation über die Aufreinigung des Geschosses gerade von der Müller-Eberhard Gruppe veröffentlicht worden war[3].

Später erfuhr ich, dass Müller-Eberhard das von uns eingereichte Manuskript zur Begutachtung erhalten hatte. An der Arbeit hatte er nichts auszusetzen, aber die Abgabe seines Votums erfolgte mit ein wenig Verzögerung. Unsere Arbeit erschien deswegen erst im Frühjahr 1976[4].

Haben Sie noch Gerechtigkeit erfahren?

Es folgte eine Geschichte wie aus einem Märchen: Wenn man das Zaubergeschoss auf eine Zellmembran abschießt, durchläuft das Protein die beschriebene "Gestaltsumwandlung" und bekommt dadurch die Möglichkeit, sich in die Lipidmembran zu versenken. Wenn man das Zaubergeschoss jedoch NICHT auf eine fetthaltige Zellmembran abschießt, sondern auf ein „festes" Ziel, dann kann die Umwandlung nicht stattfinden. Das Geschoss prallt am Ziel ab und nimmt seine wirksame Gestalt nicht an.

Welch ein Glück: Die amerikanische Gruppe hatten keine Membranen als Ziele angeboten. Als wir ihre Veröffentlichung lasen, jubelten wir: Hey, sie haben zwar etwas aufgereinigt, aber es war das Falsche. Sie hatten mit viel Aufwand den Schneeball aufgereinigt, aber nicht das echte Geschoss. Wir waren die Einzigen mit dem richtigen Geschoss in der Tasche – nun galt es, die Struktur aufzuklären.

Nachdem uns diese Möglichkeit am Max-Planck Institut verwehrt wurde, kamen uns unsere dänischen Freunde sofort zu Hilfe. „Kommt zu uns nach Kopenhagen! Wir werden die Sache dort zu Ende führen." Zu dieser Zeit waren meine damalige Frau und ich frisch verheiratet, wir hatten zwei kleine Kinder, Sebastian und Johannes, und kein Geld. Die Dänen besorgten uns ein Jahresstipendium. So stiegen wir vier in unseren VW-Käfer ein und fuhren im Sommer 1976 nach Kopenhagen.

Internationale Bekanntheit durch Publikation der ersten großen Forschungsarbeit 1978

Haben Sie es in Kopenhagen geschafft, Ihre Forschungsarbeit zu vollenden?

Unser Freund Ole Bjerrum war Arzt und Wissenschaftler am Forschungszentrum „The Protein Laboratory" der Universität Kopenhagen. Wenige Wochen nach unserer Ankunft herrschte in meinem Labor dort Hochbetrieb. Die Aufreinigung des Zaubergeschosses lief auf vollen Touren, außerdem wurden Antikörper hergestellt, die einen Nachweis des Geschosses im Blut und Gewebe ermöglichten.

Eines Morgens sagte Ole in der Kaffeepause: „Im Nebengebäude ist ein toller Anatom und Elektronenmikroskopiker. Ich bringe euch zusammen. Er heißt Jörgen Tranum-Jensen."

So kam es zu der schicksalhaften Begegnung mit einem wunderbaren Menschen und Wissenschaftler. Ich holte ein Fläschchen mit dem Zaubergeschoss aus der Tasche und fragte ihn lapidar „Kannst du die

Struktur von diesem Ding herausfinden?"
Um es kurz zu machen, innerhalb von acht Monaten war die Aufgabe gelöst. Ich lieferte die Ware und er untersuchte sie. Das Ergebnis: das Zaubergeschoss war ein Hohlzylinder, der sich in die Zellmembran einlagerte und dadurch Löcher erzeugte. Ohne intakte Membran ist die Zelle nicht lebensfähig. Unglaublich: wir hatten den gesuchten Mechanismus der Zellschädigung durch Komplement entdeckt. Und er war verblüffend einfach.

Unsere Entdeckung wurde 1978 in der Zeitschrift „Proceedings of the National Academy of Sciences publiziert und trug den Titel „Molecular Nature of the Complement Lesion"[5].

Das besiegelte mein Leben und meine Laufbahn, denn wir wurden bekannt. Wir hatten das erste Eiweiß entdeckt, das Zellmembranen durchlöcherte. Zahllose sollten folgen. Heute gehört das Prinzip der Zellschädigung durch lochbildende (porenbildende) Proteine zum Lehrbuchwissen in der Biologie und Medizin.

Das nennt sich Gerechtigkeit ...

1978 wurde ich auf die internationale Tagung der Komplementforschung in Amerika eingeladen. Ich war völlig unbekannt und auch nicht angekündigt. Einer der prominentesten Komplementforscher und Mitorganisator der Tagung, Professor Manfred M. Mayer, hatte mich als Teilnehmer durch die Hintertür hineingeschmuggelt.

Dann kam es zur großen Begegnung mit Müller-Eberhard und seiner Gruppe. Sie berichteten über die Zusammensetzung und Struktur des Zaubergeschosses. Ich war entzückt, denn sie referierten weiterhin über das falsche Geschoss. Am Ende ihres Vortrags herrschte Unklarheit, wie eine Membranschädigung durch ein solches Geschoss, also den Schneeball, bewerkstelligt werden sollte.

Als der Vormittag zu Ende ging, kündigte Manfred Mayer an: „Bevor wir in die Mittagspause gehen, möchte ich Sucharit Bhakdi aus Gießen einladen, uns sehr interessante Daten zu zeigen."

Ich brauchte dafür keine 10 Minuten. Es gab von den führenden Komplementforschern der Welt schallenden Applaus. Die Konkurrenten von Müller-Eberhard hielten sich ebenfalls nicht zurück, sie gratulierten offen und überschwänglich.

RÜCKKEHR AUS KOPENHAGEN UND EINTRITT IN DIE INTERDISZIPLINÄRE MEDIZINISCHE FORSCHUNG

Mikrobiologie in Gießen

Als Ihre Zeit in Kopenhagen zu Ende ging, führte Ihr beruflicher Weg Sie also nach Gießen?

Ja. Ich ging nach Deutschland zurück und trat dort eine Stelle an. Denn 1977 bekam der Chef der Mikrobiologie in Gießen, Professor H. J. Wellensiek, mit, dass wir dabei waren, die Struktur des Komplementgeschosses aufzuklären. Er sagte: „Herr Bhakdi, wenn Sie jemals eine Stelle brauchen, kommen Sie nach Gießen. Da haben Sie jederzeit eine Stelle, ein Labor und eine Assistentin. Kommen Sie zu unserer Zunft der Mikrobiologen."

So landete ich 1977 am Institut für Medizinische Mikrobiologie in Gießen.

Wie war Ihre Situation in Gießen als junger Wissenschaftler, der während der Zeit dort doch auch einige Bekanntheit erlangte?

In Gießen arbeitete ich in dem Hochhaus für klinisch-medizinische Grundlagenforschung. Dort waren Mikrobiologie, Virologie, Arbeitsmedizin und Pharmakologie untergebracht. Wir Mikrobiologen waren im Erdgeschoss. Ganz oben residierte einer der größten Pharmakologen der Welt, Professor Ernst Habermann.
Dazwischen waren die Virologen mit weltführenden Forschern der Grippe/Influenza.
Das Wunderbare an diesen Wissenschaftlern war, dass sie sich selbst nicht zu schade waren, vor dem Hochgehen in ihre Etage gelegentlich bei mir vorbeizuschauen und zu fragen: Hallo, was gibt's Neues?"
Der große Ernst Habermann saß so oft bei mir in meiner winzigen Kammer: „Na, was gibt's Neues, Herr Bhakdi?", und Rudolf Rott, der führende Virologe Deutschlands: „Na, was gibt es Neues?"
Dann gab es allwöchentlich gemeinsame Seminare, Diskussionen und Gespräche. Jeder konnte teilnehmen – aus dem Hochhaus und dem benachbarten Klinikum.

Ich lernte dort von Spitzen-Wissenschaftlern, was wahre Wissenschaft ist: die Suche nach der Wahrheit. Sie verstrickten sich im edelsten, im wissenschaftlichen Streit und schonten sich auch nicht mit offenen Worten und Kritiken. Das war toll. Aggressionen gab es nie, es war alles ganz sachlich, nie verletzend oder persönlich.

Ich wurde der Immunologe im Haus, weil das Komplementsystem Teil des Immunsystems ist. Im Jahr 1978 habe ich mich auch in diesem Fach habilitiert, im folgenden Jahr wurde mir der Universitätspreis verliehen. Die Erweiterung der Habilitation auf das Fachgebiet medizinische Mikrobiologie und die Facharztanerkennung als Mikrobiologe und Infektionsepidemiologe folgten einige Jahre später.

Was ist Ihnen sonst aus Ihrer Zeit in Gießen in Erinnerung?

Ich arbeitete in Gießen sehr viel. Tagsüber lernte ich, was Bakterien sind, wie man die einzelnen erkennt und behandelt, und wie sie krank machen.

Ich fragte mich: Wo gibt es das Prinzip noch einmal, dass ein Eiweiß sich in die Membran von Zielzellen einsenkt? Wir hatten das erste Beispiel ja entdeckt, und ich dachte: Wenn es ein erfolgreiches Prinzip in der Biologie gibt, dann wiederholt sich dieses Prinzip immer wieder. Also ging ich aktiv auf die Suche, wo sich das Prinzip der Membrandurchlöcherung wiederholte. Die Antwort, die mir in den Sinn kam: Bakterien. Sie machen ja Gifte und viele Gifte bringen Zellen um. Und so fing ich an, in den Lehrbüchern nachzulesen, wie Bakteriengifte Zellen umbringen. Ich habe viel gefunden, nur eins nicht: dass Bakteriengifte Löcher in Membranen erzeugten.

Dann ging ich auf die Suche nach Kandidaten und stieß auf Staphylokokken. Diese Bakterien kommen auf der ganzen Welt bei Menschen und Tieren vor. Sie verursachen Hauteiterungen, Wundinfektionen und gehören zu den wichtigsten Erregern von Krankenhausinfektionen. Ich las über das erste entdeckte Gift von Staphylococcus aureus, das Alpha-Toxin. Alpha-Toxin wurde von dem australischen Nobelpreisträger Sir MacFarland Burnet beschrieben. Von dem genialen Wissenschaftler, der auch die bahnbrechenden Entdeckungen über die immunologische Vielfalt von Grippeviren machte.

Ich schaute in der Literatur nach, wie Zellen, die mit Alpha-Toxin behandelt wurden, aussahen. Und Eureka! Bilder aus den 1960er-Jahren zeigten, dass diese übersät waren von Strukturen, die wie Löcher aussahen.

Ich dachte, ich muss diese Löcher wieder aus der Membran herausholen: das sind bestimmt Alpha-Toxin-Löcher. Das Problem war, ich hatte das Gift nicht. Beim Komplement konnte ich einfach mein Blut als Quelle für das Geschoss verwenden, beim Alpha-Toxin ging das natürlich nicht. Zum Riesenglück gab es in Marburg die Behringwerke. Ich erfuhr schnell, dass sie das Gift zur Herstellung von Pharmazeutika und diagnostischen Verfahren hatten und rief den Abteilungschef, Dr. Klaus-Dieter Hungerer, an:„Herr Hungerer, ich habe gehört, Sie haben das Alpha-Toxin von Staphylococcus aureus."
„Ja, brauchen Sie etwas?"
„Ja, bitte."
„Okay, in zwei Tagen ist es bei Ihnen."
Das war 1979. Ein Jahr später war alles klar. Meine Vermutung hatte gestimmt. Die Publikation „Mechanism of Membrane Damage by Staphylococcal Alpha-Toxin" erschien 1981 in der Zeitschrift Journal of Cell Biology und ist ein Klassiker der wissenschaftlichen Literatur geworden. Es war die Erstbeschreibung eines lochbildenden Bakteriengiftes[6].

Wurden wissenschaftliche Arbeiten gleich nach Fertigstellung veröffentlicht oder mussten diese vor einer Publikation in einer Fachzeitschrift öfter unabhängig wiederholt und geprüft werden?

Bevor wir etwas veröffentlichen, wiederholen wir das selbst x-mal, sodass wir sicher sind. Erst wenn alle Kontrollen stimmen, wird es dann veröffentlicht. Es ist nicht so wie heute, wo oft nicht einmal die Forschung gemacht wird. Unsere damaligen Befunde wurden in den nächsten Jahrzehnten unzählige Male bestätigt und sind heute Lehrbuchwissen.

Besondere Kooperation mit befreundeten finnischen Wissenschaftlern

Es fällt auf, dass es für Sie schon von frühester Kindheit an ganz normal war, mit sehr vielen Menschen aus den unterschiedlichsten Ländern und Kulturen Freundschaften zu schließen und später auch zusammenzuarbeiten. War das auch in Gießen so?

Während meiner Freiburger Zeit am Max-Planck-Institut durfte ich einige der tollsten Wissenschaftler der Welt kennenlernen. Zwei davon waren Finnen, Kai Simons und sein Schwager Ari Helenius. Kai wurde als Abteilungsleiter im neu errichteten Europäischen Labor für Molekularbiologie (EMBL) nach Heidelberg berufen. Ich habe Ari Helenius zum Vortrag am Max-Planck-Institut eingeladen denn ich ahnte, dass wir von ihm viel lernen würden – und so war es auch. Ari ist nur zwei Jahre älter als ich. Er war schon weltberühmt, aber wie Kai ohne jegliche Starallüren. Die beiden standen mir in den nächsten Jahrzehnten als unschätzbare Freunde und Ratgeber zur Seite.

Auf dem Spaziergang nach seinem Vortrag in Freiburg fragte ich: „Ari, hast du eine Ahnung? Was glaubst du, wie das Zaubergeschoss des Komplementsystems wirkt?"
Er antwortete: „Ich weiß es natürlich nicht, aber ich kann mir vorstellen, es macht ein Loch."
Zwei Jahre später zeigte ich Ari und Kai die ersten Bilder der aufgereinigten Hohlzylinder. Sie bemerkten ganz trocken: „Nicht schlecht, nicht schlecht. Aber die Arbeit ist noch nicht fertig."
„Ja, was ist denn noch zu tun??"
„Du musst die Geschosse in künstliche Membranen einbauen und zeigen, dass sie auch dort Löcher machen."

Die Hürde wurde in Kopenhagen auch genommen, und dann klopften sie mir auf die Schultern und sagten „Gut, jetzt ist die Arbeit fertig, jetzt kannst du sie veröffentlichen".
So geschah es dann.
Ihre Worte klingen mir bis heute in den Ohren: „Alles ist einfach, wenn man es kann. Alles ist schwer, wenn man es nicht kann!"

Und dann kam die Arbeit über das Alpha-Toxin. Vor Weihnachten 1980 schickte ich das Manuskript an Ari und bat um seine Meinung. Die Antwort kam noch vor Jahresende: „Die Arbeit ist sehr gut. Das Manuskript ist in jeder Hinsicht in Ordnung und kann sofort zur Publikation eingereicht werden."
Ein höheres Lob war von Ari nicht denkbar. Wir feierten Silvester glückselig.

Wie ging es mit Ihrer Forschungsarbeit weiter?

Zwei Jahre nach dem Alpha-Toxin entdeckten wir das nächste lochbildende Bakteriengift, Streptolysin-O, das von Streptokokken gebildet wird, die typischerweise die doppelseitige eitrige Mandelentzündung verursachen. Wenn das Bakterium ins Gewebe gelangt, bringt das

Gift die Zellen massenweise um. Vor Einführung der Händedesinfektion in der Geburtshilfe war dies die Ursache des gefürchteten Kindbettfiebers, das so vielen jungen Müttern das Leben kostete.

Eine Reihe von anderen Bakterien bilden verwandte Gifte, darunter die Pneumokokken, Erreger der klassischen eitrigen Lungenentzündung. Unbehandelt ist diese Erkrankung auch heute lebensgefährlich, nicht zuletzt wegen des gewebezerstörenden lochbildenden Pneumolysins.

Was war der Höhepunkt Ihrer Forschungstätigkeit?

1984 erhielt ich die Einladung, das Prinzip der Membrandurchlöcherung durch lösliche Eiweiße vor der Royal Society in London vorzustellen. Der Vortrag wurde in der ehrwürdigen Zeitschrift der Gesellschaft – „Philosophical Transactions of the Royal Society" – veröffentlicht. Die folgenden Bilder entstammen dieser Publikation[7].

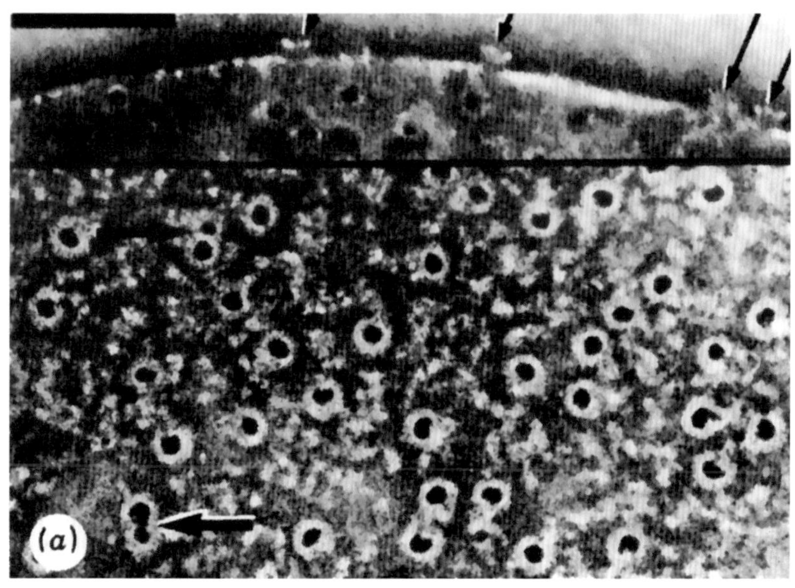

Membran einer Zelle nach Komplementangriff

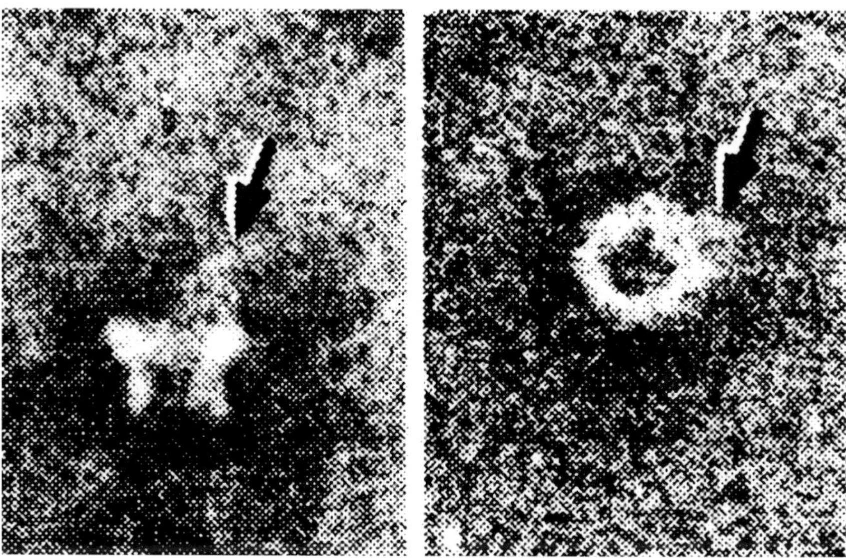

Die aus der Membran herausgelösten Komplementgeschosse sind hohlzylindrische Strukturen, hier dargestellt in der Seitenansicht (links) bzw. von oben (Ringe).

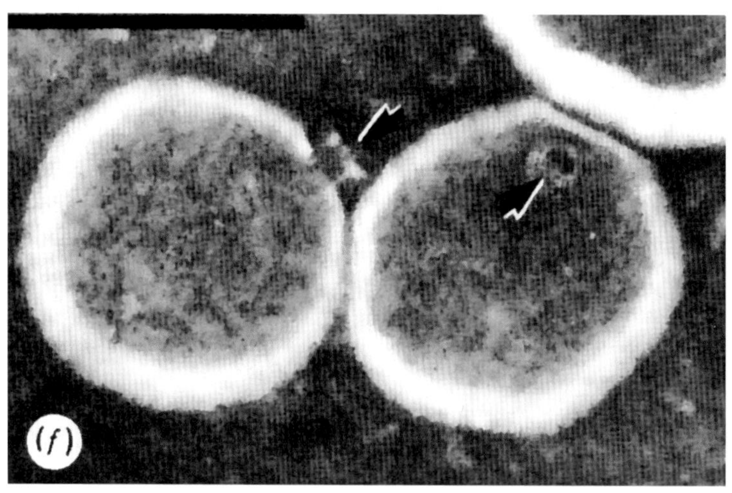

Zurückeinbau von Geschossen in künstliche Membranen

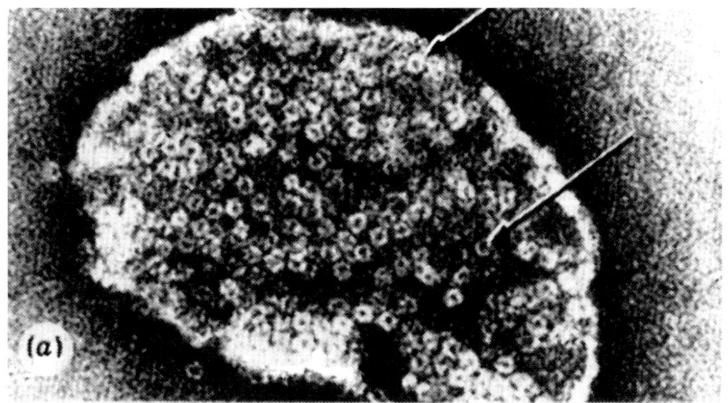

Membran einer Zelle nach Angriff durch das Alpha-Toxin von Staphylokokken

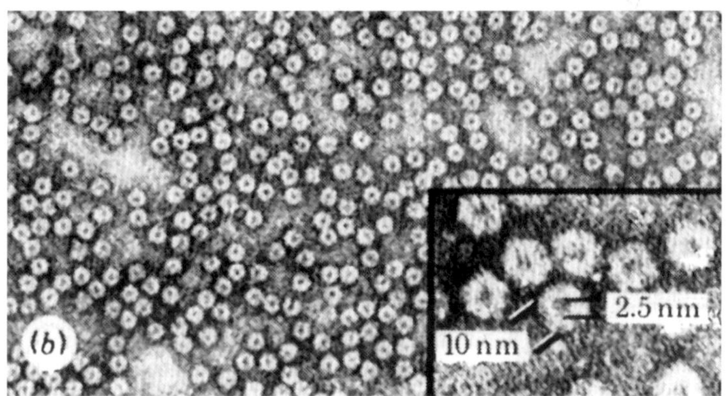

Aus der Membran herausgelöste Geschosse

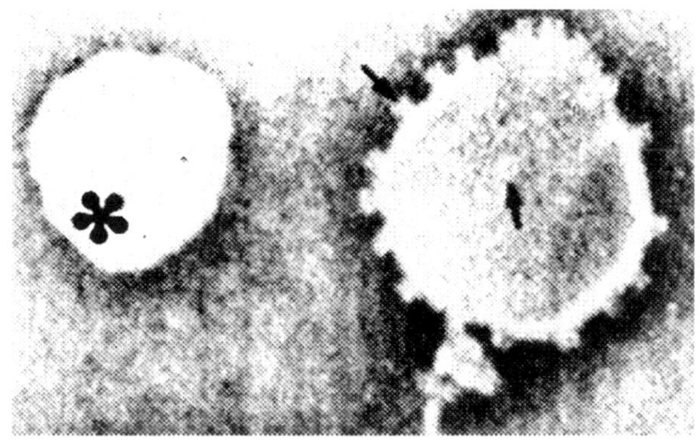

Wieder eingebaute Geschosse in einer künstlichen Membran

EXKURS – Ein sehr besonderer Student ...

Es war im Sommer 1984. Ich hatte von Siegenthaler übernommen, mich in der Vorlesung mit den Studenten zu unterhalten und Fragen zu stellen. Der Vorlesungssaal war immer voll, doch fiel von Anfang an ein Student mit langen Haaren und Hippi-Look auf. Wenn nämlich auf eine Frage keine Antwort aus dem Saal kam, hielt er die Hand hoch und lieferte sie. Sein Name: Michael Palmer.
Eines Tages fragte ich in die Runde: „Bakterien haben eine erstaunlich stabile Membran. Sie lässt sich weder leicht durchlöchern, noch ist sie einfach aufzulösen. Mit verantwortlich dafür ist ein besonderes Eiweiß – kennt jemand das Braun-Lipoprotein?"

Stille.

Auf einmal ging die Tür auf. Michael Palmer kam hineinspaziert und ging in aller Ruhe die Treppe hoch. Auf dem Weg erreichte ihn meine Frage: „Herr Palmer, wissen Sie, was das Braun-Lipoprotein ist?"
Keine Antwort. Tapp, tapp, tapp ....
Er setzte sich schließlich in der obersten Reihe hin, und sprach dann: „Das Braun-Lipoprotein war das erstentdeckte Protein mit einem angehängten Fettmolekül. Dieses verankert das Eiweiß in der äußeren Membran von gramnegativen Bakterien. Das Protein wurde von Volkmar Braun entdeckt, deswegen bekam es den Namen Braun-Lipoprotein. Volkmar Braun ist heute Direktor des Mikrobiologischen Instituts in Tübingen."
Tosender Applaus der 150 Studenten. Ich rief: „Danke, Herr Palmer! Ausgezeichnet."

Am Ende der Vorlesung – tapp, tapp, tapp ... – kam Michael Palmer die Treppe herunter. Ich wollte ihm nochmal gratulieren, er aber kam zu mir mit den Worten: „Herr Bhakdi, ich bitte um eins: Würden Sie mich in der Öffentlichkeit bitte nicht namentlich ansprechen. Ich mag das nicht."
„Das tut mir leid – ich werde es nie wieder tun", versicherte ich ihm.

Am Ende des Semesters klopfte es an der Tür. „Ja."
Die Tür ging auf, hinein kam Michael Palmer. „Herr Bhakdi, das Semester geht zu Ende. Ich weiß, worüber Sie forschen und finde es interessant. Ich wollte Sie fragen, ob Sie auch Doktoranden annehmen."

„Herr Palmer, Sie können jederzeit hier anfangen."
„Nein, das will ich nicht. Ich würde gerne erst sehen, was Sie tun und wie Sie forschen."

„Ja, dann kommen Sie, wann immer Sie möchten."
„Am Montag bin ich um 8 Uhr da."
Nächsten Montag um 8 Uhr kam Michael Palmer. Ich stellte meine zwei technische Assistentinnen Margit und Marion vor und ging mit ihnen an die Arbeit. Er sagte: „Ich setze mich hinten hin und schaue zu."

Er verfolgte unsere Arbeit den Tag über. Ab und zu nickte er und meinte: „Ja, das erscheint vernünftig."
Am Ende des Tages verabschiedete er sich mit: „Bis morgen."
Am Ende der Woche fragte ich: „Nun, Herr Palmer, möchten Sie bei uns anfangen?"
„Nein."
„Warum nicht?"
„Weil es mir klar ist, wenn ich bei Ihnen eine Doktorarbeit mache, geht das nicht in ein paar Monaten während des Studiums. Wenn eine Möglichkeit besteht, dass ich nach dem Staatsexamen eine ordentliche Doktorarbeit anfertigen kann, hätte ich Interesse."

„Herr Palmer, Sie können jederzeit hier anfangen. Das Einfachste wäre, Sie kommen an das Institut und werden Mikrobiologe."
„Gut, ich melde mich."

1987 erschien er: „Ich bin jetzt fertig. Gilt das Angebot noch?"
Der Chef meinte auf meine Anfrage: „Ja, klar, wenn Sie meinen, dieser Mann gehört zu uns, bekommt er eine Stelle."
So trat Michael Palmer in die Gruppe. Er war und ist einer der brillantesten und genialsten Menschen, die ich in meinem Leben getroffen habe, in der Klasse von Ari Helenius, Kai Simons und Jorgen Tranum-Jensen. Zu der Liste gesellten sich nicht viele weitere Namen. Einer war mein erstgeborener Sohn Sebastian, die andere meine Frau Karina.

Michael ging mit mir nach Mainz und wurde dort meine rechte Hand. Wir publizierten in den nächsten Jahren eine Reihe von Arbeiten, die die Zeit überdauerten.

Dann wurde er auf eine Professur nach Kanada berufen. Zwanzig Jahre lehrte er dort, publizierte wissenschaftliche Arbeiten und schrieb Lehrbücher. Alles war in bester Ordnung, bis Corona kam. Sofort erhob er sich und wies auf die Ungereimtheiten des Narrativs hin. Das brachte ihm unvorstellbaren Ärger ein und kostete ihn seine Professur. Wir nahmen miteinander Kontakt auf und waren im Nu wieder ein Team. Ein erstaunlicher Kreis hat sich geschlossen.

EIN EIGENER LEHRSTUHL

Wie verliefen die letzten Jahre in Gießen?

1985 passierte etwas Erstaunliches: Ich erhielt den Ruf auf den Lehrstuhl des geschichtsträchtigen Instituts für Medizinische Mikrobiologie der Universität Kopenhagen. Aus privaten Gründen nahm ich den Ruf jedoch nicht an. Denn im Gegenzug erhielt ich eine Professur auf Lebenszeit in Gießen und hinzukam, dass der Mainzer Lehrstuhl in absehbarer Zeit wieder zu besetzen war. Ein Nachfolger des berühmten Großmeisters Professor Paul Klein würde dann gesucht. Klein hatte die Komplementforschung nach Deutschland gebracht und Mainz war eine Hochburg der mikrobiologisch-immunologischen Forschung in Europa geworden.

Ich wurde 1988 tatsächlich nach Mainz berufen. Eine Riesenüberraschung, weil alle davon ausgingen, dass ein ehemaliger Mitarbeiter von Paul Klein seine Nachfolge antreten würde. Tatsächlich stand ein Ex-Mainzer, Professor Manfred Dierich, an erster Stelle auf der Berufungsliste. Dierich war zu der Zeit Instituts-Chef in Innsbruck. Er nahm den Ruf nach Mainz schließlich nicht an, und so wurde ich am 1. April 1990 der Nachfolger von Paul Klein.

Was veränderte sich für Sie in Mainz?

Der Umzug von Gießen nach Mainz war ein Kulturschock. Ich hatte in Gießen eine sehr kleine Gruppe, dazu gehörten zwei technische Assistentinnen und ein Doktorand. In Mainz stand ich plötzlich einem der großen Institute für Mikrobiologie in Deutschland mit über 100 Mitarbeiterinnen und Mitarbeitern vor. Die Abteilung für Virologie war damals Teil des Instituts. Der Leiter, Professor Dieter Falke, war praktisch mein Zimmernachbar. Falke war 20 Jahre älter als ich und einer der erfahrensten Virologen Deutschlands. Wir tauschten uns ständig miteinander aus. Ich bekam Privatunterricht über Viren und konnte im Gegenzug einiges über Komplement und Bakteriengifte erzählen.

> Am Mainzer Institut lernte ich, wie wichtig es ist, dass die verschiedenen Zweige unseres Fachs – Bakteriologie, Virologie, Immunologie, Hygiene – nicht auseinanderdriften, sondern als Einheit agieren. In Mainz war damals alles unter einem Dach vereint, etwas was in keiner anderen Universität Deutschlands gegeben war.

Am Institut wurden Diagnostikleistungen für das Mainzer Universitätsklinikum erbracht. Interessante und schwierige Fälle wurden mit den behandelnden Ärzten besprochen, Mitarbeiter des Instituts nahmen außerdem regelmäßig an den klinischen Visiten auf Intensivstationen teil, so dass Beratungen direkt am Krankenbett stattfinden konnten. Diese enge Verknüpfung zwischen Grundlagen- und angewandter Medizin war für alle Beteiligten außerordentlich bereichernd.

Ich ging mit dem festen Entschluss nach Mainz, weiterhin im Labor tätig zu bleiben. Am ersten Tag fing ich mit der Aufstellung der Geräte an. Und am gleichen Tag hielt ich die erste Vorlesung. Hier stand ich vor einer einschüchternden Aufgabe, denn die Vorlesungen meines Vorgängers Paul Klein waren legendär. Sie galten als unerreichbar.

Ich nahm mir vor, mein Bestes zu geben und es ist dann auch nicht so schlecht gelaufen. Der Saal war voll besetzt mit Studenten, die auf den Neuankömmling neugierig waren. Ab der zweiten Stunde verlegte sich ihre Neugier zusehends auf den Lehrstoff.

Unvergesslich der unangekündigte Besuch von Paul Klein am Ende der zweiten Woche. Er trat durch die Tür mit den Worten: Herr Bhakdi, ich bin sehr zufrieden."
„Womit denn?"
„Mit der Vorlesung. Sie ist genauso voll besucht wie bei mir."

Der Start in Mainz klappte also perfekt – wie entwickelte sich Ihre Arbeit in den Jahren darauf?

Mein Team vergrößerte sich schlagartig. Auf einmal waren wir sechs Wissenschaftlicher und das Spektrum unserer Forschungsarbeit konnte entsprechend erweitert werden. Das war ein Glück, denn wir wollten den Wissensvorsprung auf „unserem" Gebiet nicht zu schnell abgeben. Professor Haberman hatte immer wieder gesagt: Konkurrenz belebt das Geschäft. Die Konkurrenz war erwacht und derart erfolgreich, dass die erste internationale Konferenz über porenbildende Gifte bereits im folgenden Jahr, 1991, in Italien stattfand.

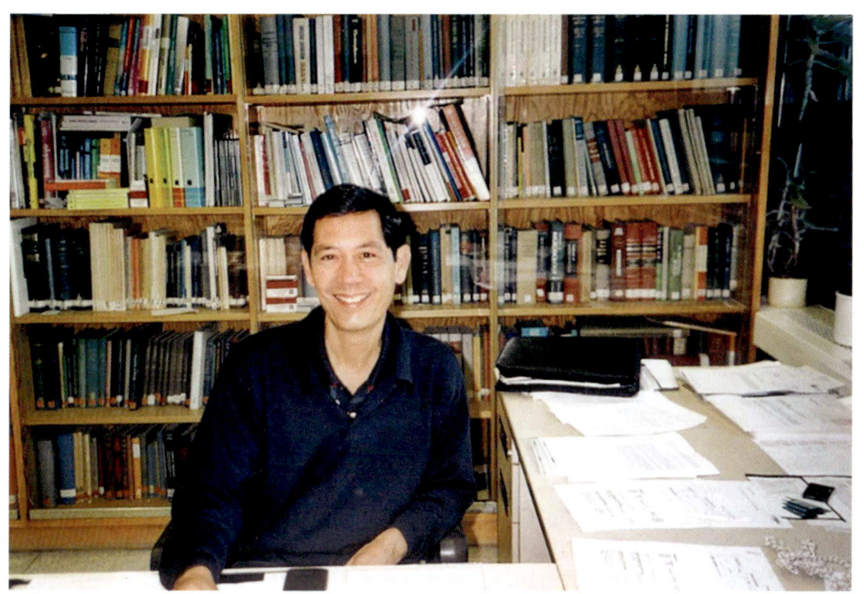

Prof. Sucharit Bhakdi in seinem Mainzer Büro 1990

Forschungsdurchbruch rund um Cholesterin in Mainz

Welche Fragestellungen beschäftigten Sie damals in Mainz?

Ein Hauptthema betraf die Frage nach den molekularen Vorgängen, die zur Umwandlung von Proteinen führten. Wir versuchten aufzuklären, wie wasserlösliche Eiweiße in die wasserabweisende Zellmembran eindringen konnten. Ein zweites großes Thema betraf die Frage, wie Zellen auf die Membrandurchlöcherung reagierten und ob sie die Schäden reparieren konnten. Auf beiden Gebieten wurden wir erfolgreich.

Ich selbst war unverhofft auf die Frage nach der Entstehung der Gefäßverkalkung – Atherosklerose, die Ursache von Herz-Kreislauf-Erkrankungen – gekommen. Es war bekannt, dass Atherosklerose mit überhöhten Cholesterinspiegeln im Blut zusammenhing. Die vage Vorstellung: wenn Cholesterin aus dem Blut in die Gefäßwand hineingerät, kommt es zur schädlichen Anreicherung des Fettes. Diese bedingt eine Entzündung und eine Funktionsstörung der betroffenen Gefäße. Warum das passieren sollte, blieb unklar. Nach Meinung der führenden Forscher spielten Oxidationsprozesse, angetrieben unter anderem durch Stress, Diabetes und Rauchen, die Schlüsselrolle.

Es ist immer wieder einmal davon die Rede, dass das Thema Cholesterin angeblich durch die Pharmaindustrie etwas übertrieben würde. Ist an dieser Aussage aus Ihrer Sicht etwas dran?

Ja. Im Blut gibt es zwei Arten von Cholesterin: das „schlechte" (weil potenziell schädliche) Cholesterin LDL (low density lipoprotein) und das „gute" Cholesterin, HDL (high density lipoprotein). LDL-Cholesterin und HDL-Cholesterin müssten eigentlich getrennt bestimmt und die Werte im Bezug zu einander gesetzt werden. Die Differenzierung zwischen LDL und HDL ist etwas aufwendig, aus Kostengründen wird üblicherweise nur das Gesamtcholesterin (LDL + HDL) bestimmt. Eine Pauschalaussage, dass zu hohe Blutcholesterinwerte vorliegen, kann dann aber nicht gemacht werden. Die von der Pharmaindustrie hoch gelobten Lipidsenker dürften eigentlich nicht aufgrund solcher Laborergebnisse verschrieben werden.

1984 hatte ich eine sehr spannende Diskussion mit Michael S. Brown, der ein Jahr später zusammen mit Joseph Leonard Goldstein den Nobelpreis erhielt. Sie hatten die Bedeutung von LDL für die Entstehung der Atherosklerose entdeckt und dabei festgestellt, dass das in Gefäßwänden gestrandete LDL verändert werden musste, um „gefährlich" zu werden. Wie diese Veränderung aussah, war nicht klar. Fünf Jahre später eröffneten sich Möglichkeiten für mich, dieser Frage nachzugehen.

Was entdeckten Sie damals rund um das Cholesterin?

Wenn das LDL in die Gefäßwand hineinsickert, findet ein natürlicher Umbauprozess durch Enzyme statt. Umgebautes LDL erlangt die Eigenschaft, das Komplementsystem zu aktivieren, wodurch weiße Blutkörperchen herangelockt werden und das liegengebliebene LDL aufnehmen. Dieser Prozess ist primär nützlich, weil die Entfernung des gestrandeten Cholesterins dadurch ermöglicht wird.
Das Abräumsystem hat jedoch Grenzen. Es ist ähnlich wie mit unserer Müllabfuhr. Gefüllte Tonnen können abgeholt werden, was noch alles daneben gestellt wird, kann die Müllabfuhr nicht auch noch übernehmen. Eine Überlastung hat zur Folge, dass weiße Blutkörperchen gemeinsam mit dem aktivierten Komplementsystem eine Entzündung auslösen, die gewissermaßen von der Unterseite aus zur Schädigung der Gefäßwand führt. In den Jahren von 1990 bis 2005 konnten wir einige Veröffentlichungen machen, die dieses Konzept untermauerten. Die „Mainzer Hypothese"[8] wird allerdings kaum ernst genommen, weil sie nicht dem Mainstream entspricht.

Aber Sie glauben nach wie vor, dass Sie richtig lagen mit Ihrer These?

Ja, denn die Beweisführung ist schlüssig. Unsere Arbeiten wurden vielfach ausgezeichnet und ich wurde für mein Lebenswerk von der Deutschen Gesellschaft für Arteriosklerose-Forschung geehrt. Einige Wissenschaftler glauben schon daran, dass wir die Lösung gefunden haben. Wir werden sehen.

EXKURS: Entdeckungen im Bereich der Virologie

Was war noch prägend während Ihrer Zeit in Mainz?

Es gab unter anderem eine sehr erfreuliche Zusammenarbeit mit Thailand. Dr. Prida Malasit, Chef des Instituts für Molekulare Medizin an der Universität Bangkok, hatte mich bereits in meiner Gießener Zeit besucht. Uns verband eine enge Freundschaft und Prida schickte zwei seiner Studenten als Doktoranden zu mir nach Mainz. Forschungsthema war das hämorrhagische Dengue-Fieber, eine durch Mücken übertragene Viruserkrankung, die schwer verlaufen kann und in Thailand viele Todesopfer besonders bei Kindern fordert. Die Ursachen dieser schweren Verläufe waren unbekannt. Im Verdacht stand eine paradoxe Wirkung von Antikörpern. Das Prinzip: anstatt zu schützen führen Antiköper gegen das Dengue-Virus zu einer Verschlimmerung der Erkrankung.

Dieser Frage sind wir nachgegangen. Als Ergebnis sind zwei umfangreiche Veröffentlichungen entstanden. Als Erstes stellten wir fest, dass Antikörper gegen das Virus an infizierte Zellen binden und dort Komplement aktivieren, was zur Zellschädigung führt. In der zweiten Studie entdeckten wir, dass dieser Vorgang mit hoher Wahrscheinlichkeit einen gewichtigen Grund für den schweren klinischen Verlauf (Antibody-dependent enhancement) bei einer zweiten Infektion darstellt. Das heißt: durch Erstinfektion wird die Antikörperbildung angeregt, bei der Zweitinfektion führen eben diese Antikörper zur Komplementaktivierung und damit zum Selbstangriff auf Zellen, die Viren produzieren[9].

Dasselbe wäre übrigens auch bei Menschen zu erwarten, die gegen COVID-19 „geimpft" sind: sie werden schwerer erkranken, wenn sie eine tatsächliche Corona-Infektion bekommen.

Hatte die Zusammenarbeit mit Thailand weitere Folgen?

Mein ältester Sohn Sebastian traf Prida bei uns zu Hause. Die beiden fanden über die Musik rasch zueinander. Nach Beendigung seines Medizinstudiums beschloss Sebastian, dass er seine zweite Heimat besser kennenlernen wollte. So ging er Anfang 2000 nach Thailand und begann im Labor von Prida über Malaria zu forschen. Ich wurde dabei ins Boot gezogen und fing auch an, mich aus der Ferne mit Malaria zu beschäftigen.

Zehn Jahre später meldete sich ein junger Inder bei mir. Er wollte gerne seine Doktorarbeit in Mainz machen und schrieb: „Ich habe meine Diplomarbeit über Malaria geschrieben und ich kann Malaria-Erreger im Labor anzüchten."

Mit dieser Möglichkeit „im Hause" ließe sich eine spannende Hypothese überprüfen, die Sebastian und ich entwickelt hatten. Und so erhielt Prasad eine sofortige Zusage und stand sehr bald danach vor mir.

Im letzten Jahr meines Mainzer Berufslebens arbeitete ich bis in die Nacht mit Prasad am Labortisch. Es war faszinierend: Praktisch jeder Versuch klappte. Nach einem Jahr war es soweit und wir konnten zwei umfangreiche Arbeiten in der Top-Zeitschrift „Blood" publizieren. Mitgearbeitet an den Studien haben mein Sohn Sebastian und meine Frau Karina. Vater, Sohn und Frau als gemeinsame Autoren von wissenschaftlichen Veröffentlichungen[10,11]. Ich glaube, dass das einmalig war und ist.

Goldene 90er-Jahre der Wissenschaft in Mainz

Wie erlebten Sie die Welt der Wissenschaft in Mainz?

Die 20 Jahre waren die goldene Zeit für uns, denn die Medizin war in Mainz zu der Zeit eine Hochburg der Wissenschaft.

Wenn es an einer Universität mehrere Arbeitsgruppen gibt, die ein gemeinsames Forschungsthema bearbeiten, können sie sich zu Sonderforschungsbereichen zusammenschließen, die von der Deutschen Forschungsgemeinschaft besonders gefördert werden. Sonderforschungsbereiche (SFB) sind Aushängeschilder der Universitäten. Bevor ich nach Mainz ging, hatte Professor Haberman den ersten Sonderforschungsbereich in Gießen gegründet, an dem ich auch beteiligt war. In Mainz gab es zu der Zeit nicht einen, sondern vier SFB. Meine Forschungsprojekte wurden im Sonderforschungsbereich „Immunpathogenese" (Entstehung von immunbedingten Krankheiten) untergebracht.
Die gesamte Laufzeit eines SFB ist in der Regel auf 10 bis 12 Jahre begrenzt. Unter günstigen Umständen kann es dann gelingen, einen Nachfolge-SFB zu gründen. Jedoch werden naturgemäß fähige Projektleiter im Laufe der Zeit an andere Universitäten „wegberufen". Gelingt es nicht, diese „Verluste" zu ersetzen, reduziert sich die Zahl der Arbeitsgruppen entsprechend, so dass die „kritische Masse" für einen neuen SFB fehlt.

Unser SFB lief Ende 1999 aus. Sensationellerweise folgte 2000 nicht ein neuer SFB – es folgten gleich zwei. „Infektion und Persistenz bei Infektionen" war Thema des von mir neu gegründeten Sonderforschungsbereichs.

Waren die vielen Sonderforschungsbereiche in Mainz auch miteinander vernetzt?

Vortragsveranstaltungen und Konferenzen der verschiedenen Sonderforschungsbereiche wurden gegenseitig besucht, und so entstanden laufend neue Kooperationen. Der Gründer des zweiten neuen SFB war der weltbekannte österreichische Hämatologie-Professor Christoph Huber, der eine Reihe von begabten jungen Leuten in sein Team holte. Einer davon war ein gewisser Uğur Şahin (Anm.: Gründer und Vorstandsvorsitzender von BioNTech) und seine Frau Özlem Türeci. Und so haben wir uns kennengelernt und waren freundschaftlich-kollegial verbunden. Sahin und seine Frau träumten davon, gen-basierte Impfstoffe gegen Krebs zu entwickeln. Ich hielt mich mit der Begeisterung zurück, weil mir das Fundament des Konzepts unsicher erschien. Aber Wissenschaft braucht die Vielfalt von Ideen und Meinungen. Wir verbrachten trotz unterschiedlicher Ansichten damals eine gute Zeit miteinander.

Panik und Panikmache – cui bono?

BSE

In den Mainzer Jahren erlebten Sie immer wieder Situationen, in denen die Angst vor geheimnisumwitterten Infektionen zu erstaunlich irrationalen Handlungsweisen in der Bevölkerung führten. Bleiben welche besonders in Erinnerung?

Es fing mit BSE (Bovine spongiforme Enzephalopathie / Rinderwahn) an. Die mysteriöse, immer tödlich verlaufende Krankheit brach 1987 in England aus, die Zahl von verendeten Tieren erreichte 1992 den Höhepunkt und fiel danach steil ab. Sporadische Fälle (also spontan auftretend) gab es schon immer. Die Gründe und Hintergründe für die gehäuft in England auftretenden Fälle beleuchteten meine Frau Karina und ich in unserem Buch „Schreckgespenst Infektionen"[12]. Hier bleibt festzuhalten, dass der Fleischverzehr von erkrankten Tieren in außerordentlich seltenen Fällen zu menschlichen Erkrankungen führte. Das löste weltweite Panik aus. In Windeseile wurde eine Labormethode entwickelt, um den vermeintlichen Erreger nachzuweisen. Die Methode wurde nie validiert, kam jedoch zum Einsatz für die Routine-Testung von gesunden Tieren. Die Testung wurde in Deutschland und vielen anderen Ländern flächendeckend eingeführt. Hin und wieder schlug der Test bei einem völlig gesunden Tier an, woraufhin die ganze Herde massakriert wurde.

Die Betroffenen mussten mit ansehen, wie ihre Rinder und Existenzen vernichtet wurden. Es gab seelische Zusammenbrüche und Selbstmorde. EU-Klagen wurden abgeschmettert, denn die Maßnahmen dienten angeblich dem Schutz der ganzen EU. Auch wenn sie auf dem Ergebnis eines unbrauchbaren Labortests beruhten und gegen ein ohnehin nicht existentes Risiko zielten.

Ich versuchte, mit Vorträgen und Publikationen aufzuklären, es kam auch zu einer Zusammenarbeit mit dem ZDF. Seit 2007 wurde die Testung EU-weit in Schritten reduziert, seit 2013 ist das EU-Gesetz aufgehoben. In unserem Buch schrieben wir als Fazit: „Die hysterischen Reaktionen Europas werden eines Tages als Paradebeispiel für katastrophales Krisen-Missmanagement in die Lehrbücher eingehen."

Als jene Zeilen geschrieben wurden, fiel es uns noch nicht ein, die eigentlich immer entscheidende Frage zu stellen: „Cui bono?" – also wer profitiert davon?

Anthrax

Wie ging es weiter mit den Panikwellen?

Kurz nach der 9/11-World-Trade-Center-Katastrophe folgte im Herbst 2001 der mysteriöse Anthrax-Anschlag in den USA. Waffenfähiges Anthrax-Pulver wurde mit der Post an eine kleine Anzahl von Empfängern verschickt. Beim Öffnen der Briefe flogen die als Biowaffen zubereiteten Bakterien wie Feinstaub durch die Luft, um in die Lungen der Anwesenden zu gelangen. Die darauffolgende lebensgefährliche Anthrax-Pneumonie forderte Schwerverletzte und Todesopfer. Saddam Hussein wurde der Anschlag in die Schuhe geschoben, wodurch er in die Reihe der arabischen Terroristen gelangte, die von den USA und ihren Verbündeten bekämpft werden mussten.

Die Angst vor Bio-Terror ging um die Welt und ergriff natürlich auch Deutschland. Auf einmal tauchten überall verdächtige Briefe und Pakete auf. Die Feuerwehr war im Dauereinsatz, um die verdächtigen Gegenstände sicherzustellen und an die zuständigen Untersuchungsstellen zu bringen. Filmreife Situationen ergaben sich, wenn irgendwo irgendwelche Pulverhaufen gesichtet wurden, sei es auf einem Gehweg, an einer Straßenkreuzung, in einem Kaufhaus, in einem öffentlichen Gebäude oder wo sonst auch immer. Dann rückten die Feuerwehrmänner mit Masken und Schutzbekleidung an, sperrten den Fundort breiträumig ab und kümmerten sich um das Einsammeln und Sicherstellen der Pulver.

Einmal gelangte ein größeres Paket mit dem Aufkleber „VORSICHT ANTHRAX!" in eine Poststelle. Nach langem Hin und Her – die Feuerwehrmänner wollten das Paket nicht anfassen – wurde es zwecks Vernichtung an eine Verbrennungsanlage mit Hochofen geliefert. In den nächsten Tagen wurde der Versender allerdings dem Richter vorgeführt. Es kam heraus, dass es natürlich bloß ein Scherz gewesen war. Soweit ich weiß, wurde es für ihn allerdings ein sehr teurer Spaß, denn die ganze Aktion hatte sehr viel gekostet.

Sie wurden als Leiter des Instituts für Medizinische Mikrobiologie und Hygiene sicher zu Rate gezogen.

Ich versuchte aufzuklären, dass die Herstellung von waffenfähigem Anthrax enorm schwierig sei. Nur wenige Laboratorien auf der Welt waren dazu imstande. Meines Wissens befanden sie sich in den USA und in Russland. Die Produktion dieser Pulver sei außerordentlich aufwendig und teuer, dabei taugte Anthrax als Biowaffe überhaupt nicht. Auf freiem Gelände würde die Konzentration des Pulvers binnen Sekunden unter die gefährliche Grenze sinken. Bezüglich der gesichteten Pulverhaufen bemerkte ich, dass gerade die Sichtbarkeit ihre Harmlosigkeit verriet. Waffenfähiges Anthrax bestand aus flugfähigem, feinstem Pulver, das nie in Haufen zusammenfallen würde. Mein Rat an die Feuerwehrmänner war, sich ihrer Masken und Schutzkleidung zu entledigen. Dann könnten sie schneller ihre Feuerlöscher betätigen und die Pulverhaufen in die Straßenabflüsse oder in den Rhein spülen.

Mit diesen Aussagen werden Sie sich in der Politik und den Medien schon damals keine Freunde gemacht haben, oder?

Nun ja, damals wurde ich ernst genommen, auch von der Politik. Und es stellt sich recht bald danach heraus, dass das Pulver der Anschläge in den USA tatsächlich aus einem amerikanischen Labor stammte. Es war ein inszenierter Selbstanschlag.

Heiko Schöning beschrieb die Hintergründe des organisierten Verbrechens in seinem Buch (Anm.: „Game Over") und zeigte die erstaunliche Verbindung des Anthrax-Anschlags zur COVID-„Pandemie" auf.

Die Zeit der Anthrax-Hysterie waren für mich sehr amüsante Wochen. Laut offizieller Regelung musste die mikrobiologische Untersuchung bei Verdacht auf Anthrax in einem Hochsicherheitslabor vorgenommen werden. Ein solches war zu der Zeit nicht an unserem Institut eingerichtet. Die ohnehin überforderte Feuerwehr stand also vor dem Problem, dass die Umschläge nach Frankfurt gebracht werden mussten. Ich schlug meinen Mitarbeitern vor, dass wir aushelfen sollten. Die Regelung lautete „bei Verdacht auf ...". Wenn wir als die zuständigen Fachexperten keinen Verdacht hätten, könnten wir die sehr einfache Untersuchung durchführen. Witzigerweise wollte keiner im Institut mitmachen, also stieg ich allein in das Projekt ein. Ich teilte der Feuerwehr mit, dass die Männer jederzeit mit den Umschlägen zu mir ins Büro kommen konnten. Ich würde die Proben kostenfrei analysieren und die Ergebnisse binnen zwei Tagen mitteilen.

Am nächsten Tag kamen zwei Feuerwehrmänner mit einem Sicherheitscontainer an: „Der Brief ist darin."
„Gut", sagte ich: „Machen wir mal auf, lasst mal sehen, was drin ist."
Die Feuerwehrleute fragten bestürzt: „Was, hier aufmachen?"

„Ja, warum denn nicht? Wie soll man sonst wissen, ob sich etwas Verdächtiges darin befindet? Wenn Sie nicht wollen, mache ich es selbst."

Der Brief wurde aus dem Container genommen und die Feuerwehrmänner zogen sich ins Nebenzimmer zurück.

Ich öffnete den Umschlag und rief ihnen zu: „Schaut mal an - das ist Zucker!" Mit vorsichtigen Schritten betraten sie wieder den Raum.
„Wirklich?"
„Glauben Sie mir nicht?"
Ich tauchte meinen Finger in das Pulver ein und kostete. Den Männern stand das Entsetzen ins Gesicht geschrieben, sie wurden ganz bleich. Ich erklärte ihnen, warum ein grobes Pulver kein waffenfähiges Anthrax sein konnte, und sie waren beruhigt.

Naja, es war auf jeden Fall eine witzige Zeit. Auch deswegen, weil ich von Ministerpräsident Beck in die Staatskanzlei geladen wurde. Dort klärte ich den Ministerstab darüber auf, was war und was nicht sein konnte. Dann wurde ich von der Mainzer Feuerwehr zu einem Beratergespräch eingeladen.

„Wir haben Schutzanzüge von Sicherheitsstufe 1 bis 6."
1 war ein ganz leichter Schutz, 6 waren Anzüge à la Marsmensch.
Bei Anthraxverdacht war in Deutschland Sicherheitsstufe 6 gang und gäbe. Ich äußerte meine Hoffnung, dass Mainz den Mut hätte, Sicherheitsstufe 6 gegen Sicherheitsstufe 1 zu tauschen.

Tatsächlich konnte man an bestimmten Tagen danach sehen, wie auf der einen Rhein-Seite die Mainzer Feuerwehr in ganz normalen Anzügen fröhlich unterwegs war, während und auf der anderen Seite die hessische Feuerwehr unter der Last der Marsmenschenanzüge stöhnte.

Die Pocken

Läutete Anthrax so etwas wie eine neue Ära von Angst durch Bioterror-Anschläge ein?

Ja, auf Anthrax folgte 2002 die Angst vor den Pocken, die Terroristen wie Saddam Hussein angeblich auf die Welt loslassen wollten.

In ganz Europa fanden Krisen-Konferenzen statt. Ich nahm an einer solchen teil und traf dort auf Kolleginnen und Kollegen, die sich gegenseitig mit Horrorszenarien überboten – sehr zur enthusiastischen Freude der Presse. Ich hielt ihnen als Einziger entgegen: „Leute, es wird nie einen Bio-Terroranschlag geben, weil Biowaffen für einen echten Anschlag zu ineffizient sind. Ihr Einsatz kann nur scheitern. Der Pocken-Impfstoff ist selbst nicht ungefährlich und er ist mit Sicherheit unnötig. Wir sind nicht im Mittelalter. Sollten die Pocken entgegen meiner Erwartung tatsächlich ausbrechen, werden einfache Isolationsmaßnahmen genügen, um den Brand zu löschen."

Ich sagte damals, was ich heute immer wiederhole:

> Je gefährlicher ein Virus ist, desto einfacher ist es, seine Ausbreitung zu hemmen. Man isoliert die Patienten. Je ungefährlicher ein Virus ist, desto effektiver wird es sich in der Allgemeinbevölkerung ausbreiten und desto unnötiger ist es, überhaupt etwas zu unternehmen. Das Immunsystem ist nämlich gegen dieses Virus gewappnet, eben deshalb ist es ungefährlich. Dagegen etwas unternehmen zu wollen, ist nichts als Dummheit. Wo kein Problem ist, bedarf es auch keiner Problemlösung. Die angeblichen und oft als alternativlos gepriesenen Lösungen von nicht-existierenden Problemen sind heutzutage die eigentlichen Probleme unserer Gesellschaft.

Hatten Sie damals bei der Pocken-Konferenz das Gefühl, dass die Vortragenden, Ihre Kollegen, bewusst Panik verbreiteten oder dass diese selbst in der Angst waren?

Viele glaubten es selbst. Es gab schon immer die Tendenzen, die wir später sehr ausgeprägt bei der Corona-„Pandemie" gesehen haben. Es gibt immer einige, die es glauben. Ich möchte gar nicht darüber spekulieren, warum, obwohl mir fehlendes Wissen und Selbstüberschätzung dabei Hauptrollen zu spielen scheinen. Allerdings gab es auch damals schon einige, die durch ihr Horror-Prophetentum nach Profilierung suchten. Die Opportunisten unter den Wissenschaftlern schreien dabei am lautesten mit, da sie hoffen, von den Krisen zu profitieren. Interessanterweise gehen eingeschränktes Fachwissen, ausgeprägte Profilierungssucht und selbstgefälliger Opportunismus oft Hand in Hand.

Diese Horrorszenarien, die sich selbstverständlich als völlig absurd herausstellten, riefen natürlich die WHO auf den Plan und es hieß – wer kann es erraten?
Na klar: „Die Pockenimpfung muss zurück, sonst ist die Welt verloren."

Es werden immer mehr Stimmen laut, die behaupten, die Weltgesundheitsorganisation (WHO) würde unlautere Ziele verfolgen. Auch das globale Impfprogramm würde zu ihren eigenen Zwecken eingerichtet – die Risiken der meisten Impfungen würden ihren Nutzen weit übersteigen.
Wie sehen Sie das?

Ich gehöre auch zu den Menschen, die die Rolle der WHO mehr als kritisch sehen. Die Idee einer Organisation, die die Gesundheit aller Menschen weltweit fördert, war ja grundsätzlich gut. Nur wie bei vielen guten Ideen scheitert es am Ende an der entsprechenden Umsetzung. Für mich gehört die WHO schnellstmöglich abgeschafft, da sie global so unglaublich viel mehr Schaden als Nutzen zu verantworten hat.

Bei dem Thema Impfungen war ich teilweise schon früher kritisch, aber ich musste inzwischen lernen, nicht kritisch genug. Mein Leben lang war ich grundsätzlich Impfbefürworter und habe dies in meinen Vorlesungen und in unserem ersten Buch kundgetan. Aufgrund des Corona-Impfrauschs bin ich aber zurückgegangen und habe die wissenschaftliche Literatur nochmal studiert. Wie ich in einem meiner Interviews ganz offen zugegeben habe, muss ich meine Meinung heute grundlegend revidieren. Die meisten Impfungen erfüllen nicht das, was sie versprechen, haben es nicht getan und werden es nie tun, sondern die meisten Impfungen sind unnötig und bergen Gefahren.

SARS-CoV-1

2003 war SARS an der Reihe – ein Vorbote dessen, was sich 2020 wiederholte. Es gab schon Leute, die glaubten, dass SARS aus dem Labor gekommen sei. Die Frage ist bis heute zwar nicht eindeutig geklärt, umso sicherer ist hingegen, dass das heutige SARS-CoV-2 ein Laborprodukt ist, entstanden durch Manipulation des Gens von SARS-CoV-1.

Wie dem auch sei, die SARS-Hysterie war damals völlig übertrieben. Das sagte ich auch im Fernsehen: „Liebe Mitmenschen! Ja, es ist wahr, dass SARS-CoV-1 gefährlicher ist als andere Coronaviren.
Aber eben deswegen braucht ihr nicht so viel Angst zu haben, denn – es wird sich leicht stoppen lassen.“

Ein wirklich gefährliches Virus läuft sich tot. Deswegen hat ein Virus von Natur aus kein „Interesse" daran, extrem gefährlich zu sein. Erfolgreiche Viren machen nur so viel bzw. wenig krank, dass sie immer noch weitergetragen werden können.

Aber warum läuft es sich tot? Weil die Menschen sterben?

Wenn kranke Menschen isoliert werden, gibt es zwei mögliche Ausgänge: Sie überstehen die Krankheit und werden geheilt entlassen. Und gefährliche Viren werden nicht von gesunden Menschen verbreitet. Erst durch die Corona-Krise ist der gegenteilige Glaube entstanden. Das Konzept der Übertragung des angeblich tödlichen SARS-CoV-2-Virus durch symptomlose Menschen fußt jedoch auf einer gigantischen Lüge, die die „Pandemie" befeuert hat.

Wenn Patienten unglücklicherweise sterben, hat sich das Virus im wörtlichen Sinne totgelaufen. Denn eine Ansteckung geht unter den heutigen Bedingungen hier nie von verstorbenen Menschen aus. Deshalb haben erfahrene Pathologen auch nie Angst, Verstorbene zu untersuchen.

Konnten Sie damals die Menschen, insbesondere die Politik und die Medien, mit Ihrer kritischen Meinung erreichen?

Tatsächlich ja. Im September 2003 fand mitten in der Mainzer Altstadt eine einmalige Veranstaltung statt. Gemeinsam mit Ministerpräsident Kurt Beck organisierten wir ein zweitägiges Symposium für die Öffentlichkeit, mit dem Ziel, die breite Öffentlichkeit über die wahrhaften Hintergründe der Infektionshysterie zu informieren. Der Titel der Veranstaltung lautete: „Infektionskrankheiten im neuen Millennium – aus Fehlern lernen."

Ministerpräsident Kurt Beck und Gesundheitsminister Dr. Jürgen Zöllner nahmen persönlich an der Veranstaltung teil. Für die Hunderten von Besuchern war es ein unvergessliches Erlebnis, das für die Zukunft hoffnungsvoll stimmte.

Programm

Freitag, 19. September 2003

Erbacher Hof, Grebenstraße 24 – 26, Mainz

10.00	**ERÖFFNUNG UND EINFÜHRUNG** Prof. Dr. Sucharit **Bhakdi,** Mainz
10.15 – 11.00	**DIE GLOBALE BEDEUTUNG VON INFEKTIONSKRANKHEITEN** Prof. Dr. Dr. h. c. Ernst Th. **Rietschel,** Borstel
11.00 – 11.45	**NEUE INFEKTIONSERREGER** Prof. Dr. Hans W. **Doerr,** Frankfurt
11.45 – 12.15	**Diskussion der Referate mit dem Auditorium**
12.15 – 13.30	**GEMEINSAMES MITTAGESSEN**
13.30 – 14.15	**INFEKTIONEN AKTUELL: BSE UND BIOLOGISCHE WAFFEN** Prof. Dr. Sucharit **Bhakdi,** Mainz
14.15 – 14.45	**INFEKTIONEN ALS URSACHEN „ALTER" KRANKHEITEN** Prof. Dr. Markus F. **Neurath,** Mainz
14.45 – 15.15	**Diskussion der Referate mit dem Auditorium**
16,00	**BESICHTIGUNG DER SEKTKELLEREI KUPFERBERG UND GEMEINSAMES ABENDESSEN MIT DEN REFERENTEN**

Samstag, 20. September 2003

Frankfurter Hof, Augustinerstraße 55, Mainz

09.30	**Zusammenfassung der Ergebnisse vom Vortag**
10.00 – 10.30	**INFEKTIONSPOLITIK FÜR RHEINLAND-PFALZ** Ministerpräsident Kurt **Beck** und Staatsminister Pof. Dr. Jürgen **Zöllner** im Gespräch
10.45 – 11.30	**KLINISCHE INFEKTIOLOGIE IM NEUEN JAHRTAUSEND** Prof. Dr. Hartmut **Lode,** Berlin
11.30 – 12.00	**PROBLEME UND NEUE WEGE DER IMPFSTOFFENTWICKLUNG** Prof. Dr. Markus **Maeurer,** Mainz
12.15 – 14.00	**Podiumsgespräch der Experten mit Vertretern von Wirtschaft und Politik unter Einbezug des Auditoriums** Gesprächsleitung: Prof. Dr. Volker **Hentschel,** Mainz

Programm des offenen Symposiums über Infektionskrankheiten

2002 und 2003 hielt ich zu Anthrax und SARS-CoV1 sehr viele Vorträge und Fortbildungsveranstaltungen. Das folgende E-Mail erreichte mich im Herbst 2003 von einem ärztlichen Kollegen, der eine dieser Veranstaltungen in Deutschland besucht hatte:

Sehr geehrter Herr Prof. Bhakdi,
vier Ansätze habe ich nun gemacht, um anerkennende Worte für Ihren Vortrag in Köln zu finden und ich habe diese Ansätze alle wieder verworfen, weil sie mir angesichts dessen, was ich in Köln hören durfte, zu profan vorkamen.Es fällt mir schwer, auszudrücken, dass die Vermittlung wissenschaftlicher Erkenntnisse als "ärztlicher Lehrer" das Eine ist, das aber die Vermittlung von Weitblick, Vernunft und Freundlichkeit das Andere ist und wenn es gelingt, das eine mit dem Anderen zu verbinden, dann darf man sich wirklich "Lehrer" nennen - und das trifft in Ihrem Fall sicher zu.

Als ärztlicher Leiter des Rettungsdienstes bei musste ich schmunzeln, als Sie über Ihre Erfahrungen mit der Anthrax - Welle im abgelaufenen Jahr berichteten. Ich habe genau die gleichen Erfahrungen gemacht. Und selbst die erfahrenen Kräfte der Feuerwehr fanden sich gefangen in der verständlichen Angst vor Ansteckung und der Bindung an Vorschriften, die -schnell entworfen- viele Menschen binden, viel Geld binden und letztlich bei allen Beteiligten Kopfschütteln hervorrufen, ohne dass jedoch sie sich letztlich durchringen zu können - von der Vorschrift abzuweichen, weil es ja eine Dienstvorschrift gibt, die es zu beachten gilt. Es muss anscheinend jede Eventualität mit der größten Sicherheit beachtet werden und so wird eher mehr als weniger verordnet, ohne dass es wirklich vernünftig ist. Es ist manchmal wie beim Märchen "Des Kaisers neue Kleider". Dies also zu der Erfahrung aus meinem rettungsdienstlichen Bereich, die sich mit Ihrem Arbeitsbereich in einigen Punkten also decken.

Die Gefahren durch biologische Stoffe werden im kommenden Jahr ein wichtiges Thema in der Fortbildung unserer Notärzte, Rettungsassistenten und ärztlichen Kollegen im Gesundheitsamt sein. Sie haben uns in Köln sehr schön dargelegt, dass in der Vorbereitung solcher Gefahrenfälle und in den Massnahmen, die wir ergreifen sollten, die Verhältnissmäßigkeit beachtet werden soll. Mir hat Ihre Power-Pont-Präsentation in Köln sehr gut gefallen. Sie würde mir sehr helfen, den richtigen Weg zu finden, eine Überreaktion von Einsatzkräften (auch ärztlicher Kollegen) und Planern in der Behörde "Stadt" zu vermeiden und trotzdem aufzuzeigen, dass es durchaus gute Gründe gibt, einen guten und effizienten Infektionsschutz zu planen und durchzuführen.

Wäre es Ihnen wohl möglich, mir diese Präsentation zur Verfügung zu stellen und zu mailen ? Selbstverständlich werde ich diese Präsentation nur zu Schulungszwecken innerhalb der Stadt einsetzen und selbstverständlich auch nur unter Nennung Ihres Namens. Ihre -auch didaktisch- gute Vorbereitung würde mir als "gelernter" sehr helfen, die Dinge zu vermitteln, die ich für die ärztlichen und nichtärztlichen Kollegen benötige.

Ich danke Ihnen noch einmal und grüße Sie sehr herzlich

Ihr

Schweinegrippe

Im Frühjahr 2009 kam die kalte Dusche. Im März tauchte das Schweinegrippe-Virus in den USA auf. Binnen Wochen ging das „neue" Virus um die Welt, binnen Monaten wurde die höchste Stufe der Pandemie ausgerufen. Die Entwicklung eines Impfstoffs wurde schlagartig zum wichtigsten Vorhaben der Welt gekürt. Ich war schockiert und dachte: „Was geht hier schon wieder ab?"
Denn von Anbeginn war klar, dass das „neue" Virus weniger gefährlich war als „normale" Grippeviren.

Aber nein, ein Impfstoff musste her, und der Impfstoff war in der Rekordzeit von 6 Monaten auch da. Verdächtig, verdächtig. Ich dachte: „Das kann nicht wahr sein. Das Virus taucht im April auf und im September ist der Impfstoff schon zugelassen. Merkel hat 60 Millionen Dosen bestellt!"

Ich brachte meine Gedanken zu Papier und veröffentlichte sie auch[13]. Gleichzeitig stand ein gewisser Dr. Wolfgang Wodarg auf und sagte dasselbe.
Seine Meinung wurde damals noch angehört und sogar im sehenswerten Arte-Film „Profiteure der Angst – Das Geschäft mit der Schweinegrippe" festgehalten. Während wir entwarnten, versuchte ein gewisser Dr. Drosten, die angebliche Gefährlichkeit der Schweinegrippe weiter zu beschwören. Damit scheint er sich qualifiziert zu haben als Obermarktschreier für die Corona-Hysterie.

Wolfgang Wodarg und ich kannten uns damals nicht. Heute sind wir beste Freunde.

Es dürften damals viele der mit Geld der Steuerzahler gekauften Millionen Impfstoffe gegen die Schweinegrippe gar nicht verwendet worden sein. Was wissen Sie darüber?

Alles ist in unserem ersten Buch „Schreckgespenst Infektionen" nachzulesen. Tatsächlich verhielt sich der Großteil der Bevölkerung vernünftig und ließ sich nicht impfen. Die mediale Dauerbefeuerung steckte damals noch in den Kinderschuhen. Wäre sie so gelaufen wie bei Corona, zusammen mit Grippe-Dashboard und PCR-Tests von gesunden Menschen – dann hätten wir wohl schon damals eine medial geschürte "Test-Pandemie" und globale "Angst-Hysterie" gehabt und es wäre sicherlich anders gekommen. Doch so wurden nur etwa 10 %

der gekauften Impfdosen verwendet. 90 % wurden später im Hochofen verbrannt.

Noch Schlimmeres steht der Corona-Impfkampagne bevor. Schon im Jahr 2022 ließ die Impfwilligkeit der Bevölkerung nach. Millionen Impfdosen kamen – zum Glück – nicht zur Anwendung, sodass die Verfallsdaten überschritten wurden. Findige Politiker wollten das Problem lösen, indem die Verfallsdaten einfach aufgehoben werden sollten. Was tun unsere Politiker nicht alles für uns!

Aber nun kommt der Hammer: Um den Schutz der 400 Millionen EU-Bürger in den kommenden Jahren zu gewährleisten, hat die EU-Kommission mehrere Milliarden Dosen von Booster-Impfstoffen gegen SARS-CoV-2 bestellt.

Frage: Werden sie wirksam sein?
Antwort: Nein. Das waren die ersten auch nicht.
Frage: Werden sie sicher sein?
Antwort: Ja, sicher gefährlich, wie für die jetzigen Impfstoffe bekannt geworden ist.

Apropos gefährlich: Die Schweinegrippe-Impfung forderte schreckliche Impfopfer, vor allem bei jungen Menschen. Klagen wurden in Skandinavien und Kanada geführt und es kam zu symbolischen finanziellen Entschädigungen.

Gab es nach der Schweinegrippe noch weitere außergewöhnliche Vorkommnisse zu Ende der Mainzer Zeit?

EHEC

Kurz nach der Schweinegrippe folgte 2010 der EHEC-Schreck. EHEC ist ein Bakterium, das in der Regel über kontaminiertes Fleisch aufgenommen wird und dann eine schwere Erkrankung verursacht. Typische Symptome sind blutige Stühle und Nierenversagen. Die Krankheit ist relativ selten, doch plötzlich tauchte sie gehäuft in mehreren deutschen Städten auf. Solche Ausbrüche hatte es bislang nicht gegeben.

Eigenartigerweise wurde nirgends kontaminiertes Fleisch gefunden, stattdessen wurde das Bakterium sporadisch auf Obst- und Gemüsewaren nachgewiesen. Riesenpanik. Märkte wurden geschlossen.

Der Obst- und Gemüsehandel brach zusammen, Existenzen gingen verloren. Die Jagd nach dem Keim nahm bizarre Dimensionen an, irrwitzige Maßnahmen zur Verhütung einer Infektion wurden verhängt.

Ich wurde wieder misstrauisch und sagte: „Leute, hier stimmt etwas nicht. Ein Ausbruch kann gar nicht durch kontaminiertes Obst oder Gemüse verursacht werden, denn auf diesen Lebensmitteln kommt der Keim gar nicht vor." Mutmaßungen machten die Runde. Gab es ein Attentat? Wurde der Keim auf Obst und Gemüse versprüht? Ich entgegnete, dass so etwas unglaublich perfide wäre, jedoch würde es ein Leichtes sein, sich dagegen zu schützen. Man müsste lediglich alles gut waschen. Und beim Kochen würden die Bakterien ohnehin sofort zerstört.

Die EHEC-Welle verschwand, wie sie gekommen war, plötzlich und unerwartet. Bis zum heutigen Tag weiß niemand, was damals passiert war. Ende gut, alles gut? Nein: aus Fehlern nichts zu lernen, kann nicht gut sein.

Die Mainzer Tragödie

Auf den Fuß folgten die schrecklichen Ereignisse in der Universitäts-Kinderklinik.

Im August 2010 ereignete sich in einer Nacht von Freitag auf Samstag eine große Tragödie auf der Frühgeborenen-Station der Universitätskinderklinik. Nach dem Anhängen von Nähr-Infusionslösungen entwickelten die Säuglinge schwere Krankheitssymptome. Die Infusionen wurden gestoppt und die Flaschen zur Untersuchung auf Keime an unser Institut geschickt. Einige Säuglinge überlebten die Erkrankung nicht.

Innerhalb kurzer Zeit stand bei uns fest: die Infusionslösungen waren massenhaft mit Bakterien verunreinigt. Sofort kam die Kripo ins Haus. Die Apotheke wurde geschlossen, denn es hieß, sie habe bei der Herstellung der Lösungen nicht sauber gearbeitet. Man kann sich nicht vorstellen, was ein solcher Skandal für das gesamte Universitätsklinikum für Folgen gehabt hätte.

Lauterbach forderte lautstark, dass das Mainzer Klinikum zur Verantwortung gezogen werden musste. Eine Rundum-Sanierung sei im wörtlichen Sinne dringend vonnöten. Von Hygiene hätten die Mainzer null Ahnung – wie sonst hätten sie es geschafft, die Infusionen mit todbringenden Keimen zu verseuchen?

Ich befasste mich mit dem Fall und kam rasch zu einer anderen Schlussfolgerung: Wenn es bei der Zubereitung einer Lösung zu einer bakteriellen Verunreinigung kommt, ist die Keimzahl zunächst niedrig. Die Bakterien müssen sich über Tage fortlaufend teilen, bis eine solch hohe Keimdichte erreicht wird, wie sie in den Nährlösungen gefunden wurde. Es war also ausgeschlossen, dass die Verunreinigung während der Zubereitung in der Apotheke stattgefunden hatte. Die einzige andere Möglichkeit: die Keime mussten lang davor in die Flaschen gelangt sein, wahrscheinlich auf dem Transportweg von der Herstellungsfirma nach Mainz.

Und so war es auch gewesen, das ließ sich innerhalb von zwei Tagen belegen. Eine externe Experten-Kommission kam nach Mainz, um den Vorfall zu untersuchen. Sie ließ sich von den Daten überzeugen und sprach die Klinikums-Apotheke von jeglicher Schuld frei.

Den Weg zur Aufklärung der Tragödie habe ich in meiner letzten Mainzer Publikation beschrieben[14]. Vielleicht findet ein pensionierter Karl Lauterbach eines Tages die Zeit, die Arbeit zu lesen. So hat die Wissenschaft in Mainz mal funktioniert.

Nachtrag

Umso enttäuschter bin ich, dass meine ehemaligen Kollegen und Kolleginnen in Mainz sich jetzt von mir abgewandt haben. Mein E-Mail-Account wurde ohne Vorwarnung gesperrt, so dass ich zu wichtiger Korrespondenz keinen Zugang mehr hatte. Der Universitäts-Präsident ließ mir mitteilen, es bestünde die Absicht, mir den Professorentitel zu entziehen, da ich mich aufgrund meiner kritischen Haltung zur Corona-"Impfung" als unwürdig erwiesen hätte. Dieser Titel hat mir zwar nie etwas bedeutet, die Handlungsweise empfinde ich aber als beschämend. Und sie verrät ein erschreckendes Maß an Ignoranz. Inzwischen muss es jedem denkfähigen Menschen klar sein, dass meine kritischen Ansichten zur Corona-„Pandemie" vom Anfang an wissenschaftlich begründet waren.

Wenn Sie jetzt auf Ihre aktive Laufbahn zurückblicken, gibt es noch etwas, das Ihnen besonders in Erinnerung blieb?

Ja, ich möchte gerne in dieser Zeit der Angst- und Panikmache über etwas Erfreuliches erzählen. Gerade in diesen Jahren nach 2000 realisierte ich, dass das akademische Leben, das den Westen immer ausgezeichnet hatte, dabei war, verloren zu gehen. Das Studium war nicht mehr ein „Studium universale", das Fachübergreifende fehlte.

In dieser Zeit schloss ich Freundschaft mit dem Historiker Professor Volker Hentschel, der bald danach auch Vizepräsident der Universität wurde. Wir dachten uns eine neue Vorlesungsreihe aus. Der etwas marktschreierische Titel: „Krankheit und Tod berühmter Persönlichkeiten".

Die Vorlesungen fanden montags um 17 Uhr im großen Hörsaal der Medizinischen Klinik statt und wurden bekannt als „Das Montags-Seminar". Referiert wurde über Leben und Leiden bedeutender Menschen – Komponisten, Künstler, Schriftsteller, Staatsmänner. In der Regel gab es zwei Vortragende: einer referierte über ihr Leben und Werk, der andere über ihre Krankheit und wie ihre Leiden Leben und Werk beeinflusst haben. Die Referenten kamen aus nah und fern. Große Komponisten waren mein persönliches Lieblingsthema. Ich führte durch Beethovens Leben und brachte Musikbeispiele aus seinen wichtigen Lebensphasen. Was hatte er komponiert, als er merkte, dass mit seinem Gehör etwas nicht stimmte? An diesem Punkt wurde das Wort an den Chef der HNO-Klinik übergeben, der über die medizinischen Aspekte referierte. Welche Ursache könnte seiner Taubheit zugrunde gelegen haben? Wie war sein Hörempfinden zu Beginn der Krankheit verändert? Gäbe es heute Behandlungsmöglichkeiten?

Die Vorträge waren für Laien konzipiert und dies machte schnell die Runden. Jeden Montag war der große Hörsaal voll mit Besuchern aller Altersstufen, die teilweise von Weitem angereist kamen.

Wie lange führten Sie diese einzigartige Seminarreihe durch?

Bis zu meinem Ausscheiden. Ende Januar 2012 hielt ich das letzte Seminar und wählte dafür Rama V. von Thailand, Großvater des damals regierenden König Bhumipol. Rama V. war der erste und zugleich größte Modernisierer Thailands. Es war für mich ein Geschenk, ihm zum Abschied meine Ehrerbietung erweisen zu können.

NEUBEGINN MIT DER PENSIONIERUNG

Wie ging es Ihnen mit der Pensionierung, fielen Sie anfänglich in ein Loch wie manch andere frisch gebackene Pensionisten und Rentner?

Ganz im Gegenteil. Die Zeit meiner Pensionierung fiel zusammen mit der Begegnung mit Karina. Am 12. und 13. März 2009 fand die Tagung der Deutschen Gesellschaft für Arteriosklerose-Forschung in Blaubeuren statt. Am ersten Tag der Konferenz wird ein Nachwuchs-Wissenschaftler für die beste Arbeit des Jahres ausgezeichnet, am zweiten Tag verleiht die Gesellschaft ihre Medaille an einen älteren Wissenschaftler in Anerkennung seines Lebenswerkes. In diesem Jahr erhielt eine Frau Professor Karina Reiss aus Kiel den Preis für die beste wissenschaftliche Arbeit. Und ein gewisser Sucharit Bhakdi bekam die Medaille für sein Lebenswerk.

Vor der Mittagspause wurde Frau Professor Karina Reiss angekündigt und gebeten, nach vorne zu kommen und den Preisvortrag zu halten. Ich schaute mich um. Wo ist sie denn?

Eine junge Frau erhob sich. Mir stockte der Atem. Das kann doch nicht sein! Das soll eine Frau Professor sein? Ja, und dann ging sie auf die Bühne und hielt ganz cool den Vortrag.

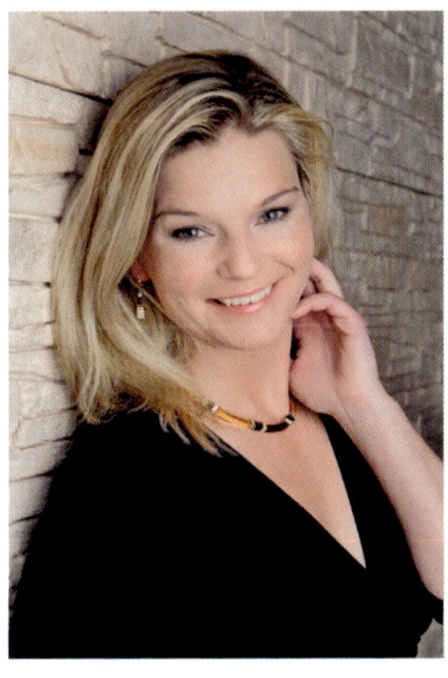

Karina Reiss in der Zeit der Preisverleihung

Ich war völlig fasziniert, aber nicht nur von ihr, sondern von dem, was sie erzählte. Denn das war die Antwort auf eine Frage, die mich seit Jahren geplagt hatte.

Wenn das schlechte Cholesterin in die Gefäßwand einsickert und sich im Gewebe verfängt, wandern Fresszellen aus dem Blut hin, um es abzuholen. Aber wie? Gefäße sind innen mit einer Zelltapete ausgekleidet. Zellen, die aus der Blutbahn wandern wollen, stehen vor einer ge-schlossenen Schranke. Welcher Schalter öffnet die Schranke und wie wird der Schalter aktiviert?

Karina hatte einen Schalter für die Schrankenöffnung entdeckt. Mir kam der Gedanke, dass der Umbau vom gestrandeten „schlechten" Cholesterin zur Freisetzung eines Signals führen könnte, das den Schalter aktivierte.

Als Karina nach dem Vortrag an mir vorbeikam, sprang ich auf und sagte: „Wir müssen uns unbedingt unterhalten."
Sie: „Okay, jetzt ist auch Mittagspause."
Also saßen wir zusammen am Mittagstisch. Eine Unterhaltung kam nicht sofort zustande, weil der Präsident der Gesellschaft plötzlich vor uns stand mit der fröhlichen Begrüßung: „Ah, da sind die beiden."
Karina: „Wieso die beiden?"
„Sie waren heute, er ist morgen dran."

Sie war verblüfft, sie kannte mich ja nicht.

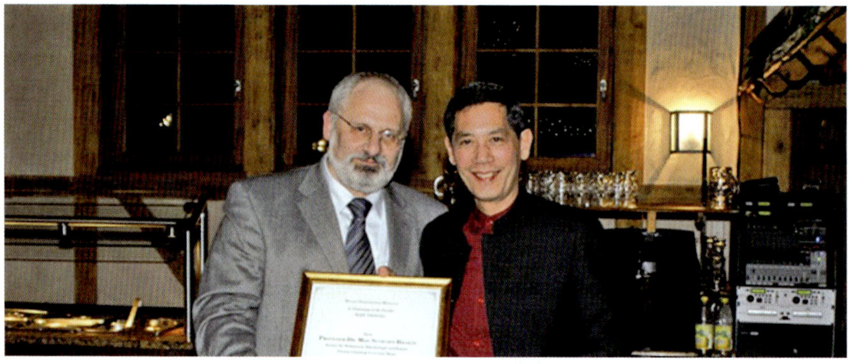

Sucharit Bhakdi bei der Verleihung der Rudolf-Schönheimer-Medaille

Wir haben die Sache dann andiskutiert und ich sagte: „Du kommst und hältst deinen Vortrag in Mainz. Und dann nimmst du etwas mit nach Kiel: das „schlechte Cholesterin", das wir selbst umbauen, wie es nach dem Stranden in der Gefäßwand geschieht."

Sie kam im Mai 2009 nach Mainz, hielt den Vortrag und fuhr am nächsten Tag nach Kiel zurück mit dem umgebauten LDL-Cholesterin in der Tasche.

In Kiel wurde sofort mit den Versuchen begonnen, ergänzende Experimente liefen parallel in Mainz. Jeden Morgen telefonierten wir um 7 Uhr, um die Einzelheiten für den Tag festzulegen: „Okay, du machst das, ich mache das, und heute Abend besprechen wir die Ergebnisse."

Jeder Schuss saß, alles funktionierte von A bis Z. Es ging so schnell, dass wir nach fünf Wochen wussten, dass die Hypothese stimmte. Das führte zu unserer ersten gemeinsamen Publikation[15].

Die Leidenschaft für die Forschung führte uns zusammen. Irgendwann kamen wir dann auch privat zusammen und ich zog als Ruheständler nach Kiel um. Unser Sohn Jonathan ist aus heiterem Himmel vor fünf Jahren zu uns gekommen. Er hat einen zweiten, thailändischen Namen – Atsadjan, das Mirakel.

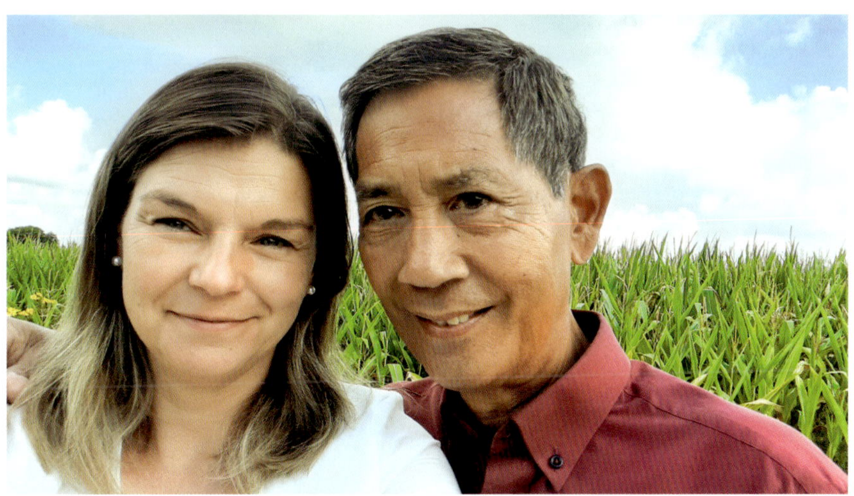

Sucharit Bhakdi mit seiner Ehefrau Karina Reiss

2013 stieg ich als Mitarbeiter im Forschungsteam meiner Frau in Kiel ein. Karina und ich publizierten in der Folge fünfzehn weitere Arbeiten zusammen.

RÜCKKEHR AUS DEM PENSIONÄRS-DASEIN FÜR DIE MENSCHHEIT

2021 beendeten Sie Ihre Forschungstätigkeit, aber wurden wieder aktiv in der Aufklärung. Wie kam es dazu?

Nachdem unser Buch "Corona-Fehlalarm" erschien und wir uns entsprechend in der Öffentlichkeit zu Wort gemeldet hatten, wurde mir der Vertrag, der mir die Mitarbeit ermöglichte, von der Universität Kiel Ende 2020 kommentarlos aufgekündigt. Damit wurde meine aktive wissenschaftliche Tätigkeit endgültig beendet.

Warum wurden Sie in der Öffentlichkeit wieder aktiv und warum waren Sie sich sicher, dass die von Politik und Medien verbreitete Angst vor Covid-19 nicht gerechtfertigt war?

Ich musste immer handeln, wenn ich spürte, dass etwas Grundlegendes nicht in Ordnung war. Und die Geschichte mit Corona war von Anfang an hochgradig suspekt. Die ganze Alarmstimmung kam viel zu plötzlich und baute sich aus dem Nichts auf.

Im Januar 2020 die welterschütternde Nachricht aus Deutschland: Eine chinesische Frau war geschäftlich in München unterwegs und verbreitete während der Reise das Virus unwissentlich, weil sie keine Krankheitssymptome hatte. Die Nachricht ging mit Lichtgeschwindigkeit um die Welt. Sensation! Gesunde Menschen konnten das neue gefährliche Virus verbreiten! Das ließ Schlimmstes erahnen. Und richtig, bald danach die Horror-Veröffentlichung des weltführenden Experten Neil Ferguson. Das war der, der mit seinen computererstellten Prognosen eigentlich immer falsch gelegen hat. Dieses Mal aber schien es glasklar: ohne sofortige Maßnahmen würde das Virus innerhalb kürzester Zeit Millionen von Menschen auf der ganzen Welt töten.

Ich dachte in dem Moment: „Was geht denn hier ab? Wurden die infizierten Menschen überhaupt schwer krank?"
Die Antwort war nein, sie wurden überhaupt nicht schwer krank. Einige hatten gar keine Symptome, sondern es wurde ein PCR-Test verwendet, um die Diagnose zu stellen! Da wurde ich sehr beunruhigt, denn das darf man nicht. Und die Absurdität der Ferguson-Rechnung müsste jedem Kind klar sein, nachdem sich herausstellte, dass alle

infizierten Menschen in München nach kurzem Aufenthalt gesund aus dem Krankenhaus entlassen wurden.

Das sollte das Horror-Killervirus sein? Leute, besinnt euch doch!

Aber nein, am 11. März 2020 rief die WHO die Pandemie aus. Karina und ich dachten laut: „Ja, das erinnert stark an die Schweinegrippe. Es ist nichts, die WHO ruft eine Pandemie aus, und die ganze Welt macht hysterisch mit. Irgendetwas stimmt nicht."

Zur gleichen Zeit trat Wolfgang Wodarg mit seinem ersten Aufklärungsvideo auf. Wir riefen: „Bravo, Wolfgang, das hast du unheimlich gut gemacht, da werden die Menschen sicher aufhorchen und zur Vernunft zurückkehren."
Aber nein, sie hörten nicht auf ihn. Stattdessen wurde Wolfgang von den Medien zerrissen. Gerade die öffentlich-rechtlichen Staatspropaganda-Sender brachten Darbietungen, die peinlicher nicht sein konnten. Da wurde mir zum ersten Mal bewusst, welche Macht von den Medien ausgeht. Ich beschloss, wieder in der Aufklärung aktiv zu werden.

Hatten Sie den Eindruck, Sie müssten der Öffentlichkeit Grundwissen über Infektionen vermitteln?

Ja. Ich erkläre kurz, warum Wolfgang Wodarg und mir klar war, dass das Ganze nicht stimmte. Virale Erreger, die aus dem Luftweg kommen, geraten auf Zellen, die die Atemwege auskleiden. Die dort befindlichen Antikörper können eine begrenzte Anzahl von Viren vielleicht abblocken, zahlenmäßig werden sie aber schnell überfordert. Das passiert auch immer wieder, wenn ein erkrankter Mensch die Viren durch Husten und Niesen in seiner unmitttelbaren Umgebung verbreitet. Deswegen gehören Husten und Schnupfen zu den zwar lästigen, aber zumeist nicht gefährlichen Gegebenheiten des Lebens. Ernster wird es, wenn die Viren in die Tiefe gelangen und die Lungen befallen. Aber auch dann werden sich Menschen ohne ernsthafte Vorerkrankungen erholen, weil der zweite Arm des Immunsystems aktiv wird. Das sind die Lymphozyten, die für die Abwehr von Viren von entscheidender Bedeutung sind. Bei der Produktion von Virusproteinen durch eine infizierte Zelle entstehen Abfallprodukte, die nach außen befördert und gewissermaßen vor die Tür der Zelle gestellt werden. Diese Abfallprodukte werden von Lymphozyten erkannt, die dann einen tödlichen Angriff auf die Zelle starten. Somit wird die Virusproduktion beendet, der Mensch gesundet.

Es gibt eine überschaubare Anzahl von Virusfamilien, die Atemwegsinfektionen bei Menschen verursachen. Eine solche ist die Familie der Coronaviren. Die Familienmitglieder sind verwandt, sodass bei ihrer Produktion immer wieder Abfallprodukte anfallen, die sich ähneln und von den gleichen Lymphozyten erkannt werden. Das ist die Grundlage der breit gefächerten Kreuzimmunität. Ganz wichtig ist nun die Erkenntnis, dass Coronaviren sich zwar stetig wandeln, jede Veränderung betrifft jedoch immer nur einen der unzähligen Bausteine. Die Masse der Abfallprodukte bleibt gleich. Niemals kann ein gänzlich „neues" Corona-Virus entstehen, das von der Radaroberfläche der Lymphozyten einfach verschwindet.

Wann entstehen die aktiven Lymphozyten? Muss man impfen, damit sie im Körper erscheinen?

Stellen Sie sich die Interaktion zwischen dem Proteinfragment und seinem „Rezeptor" auf der T-Zelle als eine Interaktion zwischen Schloss und Schlüssel vor. Es gibt unzählige verschiedene Schlüssel (Fragmente), die in unzählige verschiedene Schlösser (T-Zell-Rezeptoren) passen. Es ist bekannt, dass die wahrhaft unglaubliche Vielfalt der Schlösser bereits während der kindlichen Entwicklung im Mutterleib entsteht. Dabei ist es nicht so, dass die Gestalt eines Schlosses durch die Einwirkung des passenden Schlüssels zustande kommt. Vielmehr entstehen die verschiedenen Schlösser rein zufällig. Am Ende gibt es sowohl Schlösser, die auf Bruchstücke von eigenen Proteinen („Selbst") passen, als auch Schlösser, die fremde Proteinbruchstücke („Nicht-Selbst") erkennen. Auf wundersame Weise werden Lymphozyten, die „selbst" erkennen, während des gesamten Lebens stillgelegt, sodass sie gesunde Körperzellen nicht angreifen können. Unfälle passieren relativ selten, aber dann können Autoimmunerkrankungen die Folge sein.
Lymphozyten, deren Schlösser „Nicht-Selbst" erkennen, werden hingegen nicht stillgelegt. Aus diesem Grund verfügt jedes Kind direkt bei der Geburt über eine funktionierende Immunabwehr gegen alle Viren. Nur wenige Viren können diese Abwehr auf Dauer überwinden. Dazu gehören Coronaviren definitiv nicht.

Es gibt Menschen, die so verängstigt sind, dass sie bei jedem Schritt vor die Haustüre eine in der Wirksamkeit ohnehin sehr umstrittene Atemwegsmaske aufsetzen. Ist es denn überhaupt sinnvoll, sich vor jeder neuen Infektion schützen zu wollen?

Im Gegenteil. Es ist sogar wichtig, dass der Mensch sich nicht gegen alles auf der Welt schützt. Das hat mir meine Mutter früh beigebracht: „Du musst vor einem Schnupfen keine Angst haben. Erkältungen gehören zum Leben. Die Auseinandersetzung mit Viren macht dich stark. Wenn du dich dauernd vor ihnen versteckst, wird dein Immunsystem nicht trainiert. Wenn sie ankommen, wirst du dann schwerer krank als die Anderen."

Das ist das, was jetzt auch passiert. Die Kinder sind nicht mehr trainiert und werden kränker, als sie früher waren. Das kann nicht ausbleiben, wenn sie voneinander Abstand halten und dann auch noch diese verdammten Masken tragen müssen. Die Maskenpflicht ist nach der Impfungskampagne das größte Verbrechen gegen die Menschlichkeit aller Zeiten. Masken erhöhen die Kohlendioxid-Konzentration in der eingeatmeten Luft weit über die erlaubte Grenze hinweg. Kinder werden durch die Maske regelrecht vergiftet. Hinzu kommt, dass Bakterien, die normalerweise ausgehustet oder ausgeatmet werden, sich in den Masken verfangen. Wenn sie eingeatmet werden, können sie krank machen.

Covid-19 – wie kam es dazu und war es eigentlich eine Pandemie?

Wo sehen Sie den Ursprung der sogenannten Covid-19-Pandemie?

Durch die Änderung der Pandemie-Definition zu Zeiten der Schweinegrippe hat die WHO für sich selbst die Möglichkeit geschaffen, die Ausbreitung jedes beliebigen Infektionserregers zu einer Pandemie zu erklären. Denn Gefährlichkeit war nicht mehr gefragt, der Erreger musste lediglich „neu" sein. Und da jede kleinste Veränderung die Definition von „neu" erfüllte, waren der Willkür Tür und Tor geöffnet. Inzwischen hat sich längst bestätigt, dass wir eine reine „Labortest-Pandemie" hatten, die zu einer Massenhysterie geführt hat. Ganz bezeichnend eigentlich, dass die WHO inzwischen das Wort Pandemie ersetzt hat durch PHEIC (sprich: FAKE) für Public Health Emergency of International Concern.

Eine echte Pandemie nach alter Definition wäre schon zu Beginn an einer stark erhöhten Übersterblichkeit zu erkennen gewesen, wie wir sie 2020 weltweit aber gar nicht hatten. Ohne die ganze Testerei, ohne die fatalen Konsequenzen der politischen Maßnahmen und ohne die massive Angst, die verbreitet wurde – hätte kein Mensch etwas von dem neuen Virus bemerkt.

Aber neu war es wohl immerhin tatsächlich. Wir wissen heute, dass SARS-CoV-2 von Menschenhand geschaffen wurde. Die Beweise sind wasserdicht. Das Virus kam aus dem Wuhan-Labor. Das Virus wurde mit Hilfe aus Amerika konstruiert. Dr. Fauci, der oberste Chef der US-Seuchenbehörde CDC, stand nach allem, was bekannt ist, mit seinem Stab dahinter. Ich hoffe inständig, dass Fauci und alle anderen Verbrecher, die sie aus meiner Sicht sind, die direkt und auch indirekt so unendliches Leid verursacht haben, zur Rechenschaft gezogen werden. Sie müssen bestraft werden. Es ist auch bekannt, dass es ihre volle Intention war, ein „Gain of Function"-Virus, das heißt ein gefährlicheres Virus zu kreieren. Diese geächtete Art von Forschung findet nach wie vor in verschiedensten Laboren auf der Welt statt. Sie birgt immer große Risiken, erbringt keinerlei Nutzen für die Menschheit, und muss unbedingt verboten werden.

Der Versuch, ein besonders gefährliches Coronavirus zu erschaffen, ist nicht wirklich gelungen. Sie haben jedoch erreicht, dass unzählige Menschen tyrannisiert und durch die politisch gesteuerte Massenpsychose der Angst physisch und psychisch schwer geschädigt wurden. Das ist das, was meine Frau und mich bewegte zu handeln: „Wir müssen etwas tun, wir müssen die Leute darüber aufklären, dass SARS-CoV-2 kein echtes Killer-Virus ist."

Deswegen verfassten wir den offenen Brief an die Kanzlerin. Das Video entstand mit dem Team meines Sohnes Sebastian in Bangkok/Singapore innerhalb von fünf Tagen und ging Ende März 2020 auf YouTube viral. Es wurde viele Millionen Mal aufgerufen und ist in mehr als zehn Sprachen übersetzt worden.

In fünfzehn Minuten war alles gesagt, was zu sagen war. Aber wir waren nicht erfolgreich. Merkel verlängerte am 19. April 2020 den Lockdown und führte sogar die Maskenpflicht ein. Unsäglich, diese Frau, unsäglich. Wir dachten zu der Zeit noch, dass sie nicht Bescheid wusste und vielleicht die falschen Berater hatte. Ja, wir waren damals noch naiv.

Die Lage wurde dann so schlimm, dass Karina sich Ende April hinsetzte und anfing, Nacht für Nacht an dem Buch „Corona-Fehlalarm" zu schreiben. Es ging ihr sehr schlecht. Sie musste sich Luft machen über den evidenzlosen politischen Irrsinn, der sich mit allen seinen fatalen Konsequenzen vor allem für die Kinder und die alten Menschen schon früh abzeichnete. Sie musste ihren Ärger loswerden über sogenannte "Wissenschaftler", die sich skrupellos für diese wissenschafts- und menschenverachtende Politik einspannen ließen und die vielen Kollegen, die hätten aufklären können, aber einfach mitmachten. Entsprechend polemisch wurden einige Stellen des ansonsten sehr sachlichen Buches. Wir entschieden uns damals aber bewusst, die provokativen Stellen als Zeitzeugnis zu belassen.

Wir wollten mit dem Buch auch einen Beleg hinterlassen, dass es schon sehr früh möglich war, die Dinge aus der richtigen Perspektive zu betrachten. Es war zu befürchten, dass hinterher alle Entscheidungsträger und Angsttreiber behaupten würden, das hätte man damals ja nicht wissen können.

Mit dem Erscheinen des E-Books am 2. Juni 2020 dachten wir, es sei geschafft. Jetzt würden unsere Mitmenschen aufwachen und zur Besinnung kommen. Wir hofften damals auch noch, eine offene Diskussion über Nutzen und Schaden der Pandemie-Maßnahmen anregen zu können.
Doch das war von den Verantwortlichen gar nicht beabsichtigt. Durch die Veröffentlichungen der Lockdown-Files und Twitter-Files wurde klar, dass sämtliche Maßnahmen und Entscheidungen absolut evidenzfrei und rein politisch gewollt waren. Die Politik hat sich ihre "Wissenschaftler" ausgesucht, die dem offiziellen Kurs eine Rechtfertigung bescheinigen durften. Die Politik hat dafür gesorgt, dass über die Social-Media-Giganten alles zensiert wurde, was nicht dem Narrativ entsprach. Und alle, die Politiker, die beteiligten "Wissenschaftler" und die Zensoren, wussten von Beginn an, dass sie die Wahrheit unterdrückten und zum Schaden der Menschen handelten.
Sie waren Mitwisser, Mittäter und sind Mitschuldige. Schon in unserem ersten Buch haben wir auf das ursprünglich vertrauliche Strategiepapier aus dem Bundes-Innenministerium hingewiesen, in dem festgelegt wurde, wie die Pandemie-Panik in der Bevölkerung am effektivsten auszulösen wäre. Dieses Memorandum allein müsste unter normalen Umständen ausreichen, um die Verantwortlichen vor Gericht zu bringen.
Es ging nie um die Menschen, es ging nie um die Gesundheit, es ging nie um die Interessen der Bevölkerung. Mit inzwischen geöffneten Augen sehen wir das ja tagtäglich auch bei vielen anderen Themen.

Leider sehen wir jetzt auch, wie einfach es ist, das Volk mit Angst zu steuern. Die Mehrheit wird – und das ist gerade in Deutschland besonders betrüblich – immer alles mitmachen, egal was, solange es nur effektiv genug in die Köpfe gepflanzt wird.

In unserem Buch damals haben wir ein Kapitel bewusst ausgelassen, und zwar das Kapitel über die Impfung. Weil wir nicht glaubten, dass dieser Irrsinn ernst zu nehmen war. Dann, am 3. Juni 2020, sagte diese Frau, deren Name ich nie wieder aussprechen werde: „Die Pandemie ist zu Ende, wenn wir einen Impfstoff haben."
Da sprangen wir auf und riefen einander zu: „Das ist das letzte Mal, dass wir dieses Fernsehgerät angeschaltet haben. Schluss mit dieser üblen Regierungspropaganda und verheerenden Volksverdummung."

Seitdem blieb unser Fernseher ausgeschaltet und alle Zeitungen sind abbestellt. Das war am 3. Juni 2020, und wir beschlossen, etwas tun zu müssen. Was?
Als Erstes wurde das Buch mit der Hilfe von sprachgewandten Freundinnen ins Englische übersetzt. Die englische Ausgabe entsprach der deutschen Fassung in allen Punkten, mit einer Ausnahme: Sie enthielt ein zusätzliches Kapitel über die Impfung und deren Gefahren. Das Manuskript wurde vom amerikanischen Verlag Chelsea Green Publishing sofort angenommen und wir erhielten Ende Juli 2020 die erstaunliche Nachricht, dass kein Wort daran geändert werden würde.

Wie kamen Ihre Bücher an?

Unser erstes Buch war 14 Wochen lang Spiegel-Bestseller Nummer eins. Es war sogar einige Wochen lang bei Amazon die Nummer eins von über 3 Millionen Titeln. Uns wurde gesagt, dass es so etwas in der Geschichte des Buchhandels noch nie gegeben habe. Wir waren ja Nobodys.

Das englische Buch ging auch gut ab, es erschien im Oktober und die Verkaufszahlen waren zufriedenstellend besonders im Hinblick auf die Tatsache, dass wir in der konkurrenzträchtigen englischen Sprachwelt gänzlich unbekannt waren. Dann geschah etwas ganz Erstaunliches. Nach ungefähr vier Wochen verschwand das Buch aus dem Amazon-Angebot, es war im Buchhandel kaum noch auffindbar.

Auf die Frage nach dem Grund dieses seltsamen Vorkommnisses erhielt der Verlag die schier erstaunliche Antwort: das Buch würde die nationale Sicherheit der USA gefährden. Aha! Ein Aufklärungsbuch, das vor einer Impfung warnt, gefährdete die nationale Sicherheit Amerikas. Zeitgleich erschien bei Amazon ein Buch mit identischem Titel, identischem Cover und fast identischen Autorennamen. Der Inhalt war ein dilettantisch zusammengewürfeltes Geschwafel, das uns offensichtlich lächerlich machen sollte. Da wurde uns klar, dass große Mächte hinter der COVID-19-Agenda standen.

Dann erfuhren wir zu unserem Entsetzen, Deutschland würde den Amerikanern folgen und am 27. Dezember 2020 mit dem Impfprogramm beginnen. Am 28. Dezember saß ich um 5 Uhr morgens am Schreibtisch und fing an, das Impfkapitel aus dem englischen Buch ins Deutsche zurück zu übersetzen. Das war der Beginn unseres zweiten Buchs „Corona Unmasked".

Was passierte mit dem zweiten Buch?

Das Buch ging Ende Januar in Druck. Vorweg wurde das Kapitel über die Impfung auf Deutsch und auf Englisch am 18. Februar 2021 online zur freien Verfügung gestellt. Jeder Mensch konnte die Information kostenlos herunterladen. Es war unser verzweifelter Versuch, die Welt vor den tödlichen Gefahren der genbasierten Impfstoffe zu warnen.

Das Buch erschien im Mai 2021 und wurde wie das erste sofort Spiegel-Bestseller Nummer eins. Nach vier Wochen dachten wir, es sei geschafft: „Jetzt, jetzt endlich werden die Leute verstehen, wie gefährlich die Impfung ist."
Aber dann? Im Juli kam aus dem Nichts der jähe Absturz, ausgelöst durch eine Strafanzeige, die gegen mich eingereicht wurde: Ich wäre ein Antisemit und Volksverhetzer.

Das heißt, die Aktion gegen Sie bremste die Aufklärung über die Impfung aus?

Ja, sofort brachen die Verkaufszahlen ein. Und der Verlag geriet in existenzielle Not, weil die Großhändler jegliche Geschäftsbeziehung mit einem Verlag ablehnten, der mit einem angeblichen Antisemiten zusammenarbeiten würde.

EXKURS – Bhakdi ein Antisemit und Volksverhetzer?

Wer Ihre Lebensgeschichte bis hierher gelesen hat, weiß um die Absurdität der Anklage gegen Sie. Wie kam der Streich überhaupt zustande?

Im April 2021 thematisierte ich die Gefahren der Impfung in einem Video und machte meine Kritik an den Corona-Maßnahmen deutlich. Ich appellierte an die Verantwortlichen, sich zu informieren und die Welt nicht in die Irre zu führen. Fazit der ca. 90-minütigen Aufnahme war: „Kommt, lasst uns nicht gegeneinander kämpfen, lasst uns für die Welt zusammenkommen und miteinander vernünftig reden."
Mein Appell richtete sich vor allem an Politik und Regierung.

Dann wurde ich gefragt, was mit Israel los sei. Israel hatte die Impfagenda als eines der ersten Länder sehr streng umgesetzt. Pfizer-CEO Bourla bezeichnete Israel schon früh als das Labor der Welt. In Hinblick auf die leidvolle Geschichte war es für mich mehr als unverständlich, wie die israelische Regierung das eigene Volk aus meiner Sicht als medizinische Versuchskaninchen missbrauchen konnte, anstatt es vor Schaden zu bewahren.

Wenige Tage vor dem Interview hatte ich gerade einen Anruf bekommen von einer Mutter, die mir schilderte, wie in Israel die Impfbusse von Schule zu Schule fuhren, um die Kinder auch ohne Einwilligung der Eltern zu impfen. Sie brach bei dem Gespräch in Tränen aus und war verzweifelt. Ich war schockiert. Die Genspritze an Kinder zu verabreichen stellt für mich ein unverzeihliches Kapitalverbrechen dar.

Im Interview wurde ich deswegen sehr emotional. Ich wollte meine tiefe Verabscheuung der Corona-Politik Israels zum Ausdruck bringen, wählte dafür aber nicht die richtigen Wörter. Ich war auf einmal zurückversetzt in die Vergangenheit und in die amerikanische Schule, wo es keine Tabus gab. In dieser Hinsicht liegen die deutschsprachige und englischsprachige Welt Lichtjahre auseinander.

Doch muss etwas sehr Wichtiges klargestellt werden. Die ursprünglich eingereichte Strafanzeige gegen mich wurde von der Staatsanwaltschaft Kiel geprüft und für NICHT haltbar befunden. Entsprechend kam es nicht zur Eröffnung eines Strafverfahrens. Die Verbreitung unseres Buchs wurde im Sommer 2021 tatsächlich durch eine Fehlmeldung ausgebremst.

Leider ist es nicht dabei geblieben. Bemerkenswerterweise hat die Generalstaatsanwaltschaft erwirkt, dass mehr als ein Jahr später, im Oktober 2022, das Strafverfahren gegen mich doch eröffnet wurde. Hauptverhandlungs-Termin wäre der 24.03.2023 gewesen, aber dieser Termin wurde im Februar aufgehoben und wir harren nun der Dinge, die kommen werden.

Durch den Einbruch des Buchverkaufs und die Kündigung unseres Verlages wurde uns erst die ganze Tragweite der Diffamierung voll bewusst. Das Buch hätte so viel mehr Menschen erreichen und retten können. Das ist das, was mir bis zum heutigen Tag am meisten leidtut.

Meine ehemaligen Kollegen kehrten mir und meiner Frau den Rücken. Sie wollten jetzt sogar nicht in einer wissenschaftlichen Zeitschrift publizieren, wenn eine Arbeit von mir gleichzeitig dort erscheint.

Ich war jahrzehntelang Mitglied der Deutschen Gesellschaft für Hygiene und Mikrobiologie (DGHM) und habe der Gesellschaft internationale Anerkennung eingebracht. Vor einem Jahr wurde ich vom Präsidenten der DGHM gebeten, aus der Gesellschaft auszutreten.

Das habe ich gerne getan. Ich habe zurückgeschrieben, dass ich mich für sie schämen würde. Ich schäme mich auch für das Robert Koch Institut. Ich schäme mich für das Paul-Ehrlich-Institut. Ich schäme mich für die Universität Mainz. Ich schäme mich für Kiel. Ich schäme mich für Deutschland.

Unsere vielen jüdischen Freunde empfinden diese Framing-Kampagne als große Schmach gegenüber dem jüdischen Volk und verfolgen die Geschehnisse mit großer Aufmerksamkeit. Sie sagen: „Nein, das kann nicht wahr sein. Es kann nicht wahr sein, dass Politik und Medien solch perfide Mittel einsetzen. Und es kann nicht sein, dass die deutschen Wissenschaftler und Ärzte nicht aufstehen."

Unser Lohn sind allerdings die Tausenden von Zuschriften, die nach Bekanntgabe der Anklage kistenweise ins Haus geliefert wurden und uns damit trösteten, dass unser Einsatz nicht umsonst gewesen war. An dieser Stelle möchten wir uns für diese vielen wunderbaren Schreiben aus ganzem Herzen bedanken. Gerade in der Zeit, als die Diffamierungskampagne am schlimmsten war, haben sie uns Kraft gegeben. Viele Briefe haben uns zu Tränen gerührt. Unter den Schreibern waren Jung und Alt, von Kindern bis zur 90-jährigen Großoma. Immer

wiederkehrend waren die Worte „Gott sei Dank hatten wir auch das zweite Buch gelesen. Es hat uns vor der Impfung bewahrt."
Ein junges Mädchen, 13 Jahre alt, schickte mir einen Traumfänger und schrieb einen wunderbaren Brief dazu:

Sehr geehrter Professor Sucharit Bhakdi! 31.05.22

Ich heiße ____, ich bin 13 Jahre alt und ich komme mütterlicher Seits aus ____. Weil mein Papa aus Österreich ist, leben wir hier.

Mein ganzes Leben wurde mir gesagt Österreich ist ein "gerechtes" und "freies" Land. Mein ganzes Leben wollte ich immer ein bisschen älter wirken weil Erwachsene ja Vorbilder sein sollen und ich als große Schwester ____ ____ das auch immer wollte. Doch plötzlich ist alles anders, plötzlich ist es schlecht mit anderen im Kindergarten zu spielen, man muss sich voneinander fern halten. Wenn man sich trifft ist das Strafbar und von jedem werden die neuen besten Freunde ihre Komputer. Egal was es auch ist, es ist mit deinem Komputer zu erledigen. Wenn mein kein Maulkorb, ich meine Maske, trägt wird man angeschaut als wäre man nackt und man wird rausgeschmissen. Und dann kommt die Impfung. Wer nicht geimpft ist wird in der Schule blöd angesprochen, auch von Lehrern.

1. Wir Kinder konnen des nicht ohne die Erlaubnis unserer Eltern tun. (↳ impfen)
2. Ist das gerecht? Wenn man blöd angeschaut und gesprochen wird, nur weil man kein Gift in sich trägt?

Und nun das allerschlimmste, die Impfpflicht! Wir werden GEZWUNGEN uns etwas einzuspritzen, das wir NICHT WOLLEN!

Gerechtigkeit? Freiheit? VORBILDER?

Was genau uns die Politiker beibringen wollen ist mir ein Rätsel! Das dümmste ist ja noch, dass die Impfung noch nicht mal funktioniert!

Ich habe mich mit meiner Familie oft allein gefühlt. In meiner Klasse ~~waren~~ sind fast alle geimpft. Gekannt haben wir sonst auch nicht wirklich wen ~~gekannt~~, der so dachte wie wir.
Als Kind kann ich nichts tun (außer auf Demos gehen und so) aber wenn ich die ganzen Eltern und Erwachsenen auf den Demos sehe, die für die Zukunft aller Kinder hier kämpften, fühl ich mich einfach nur glücklich.

Am allerglücklichsten bin ich bei Ärtzten! Du bist ein wunderbarer Mensch! Und alle Politiker sollten so denken wie du!
Hör nie auf für das Gute und die Gerechtigkeit und das Wohl anderer Menschen zu kämpfen! Du giebst uns allen Mut und Kraft! Egal was andere Personen dir sagen oder egal was sie dir antun, wenn sie dich in den Dreck werfen wollen stehen millionen von Menschen ~~die dich~~ denen du so so wichtig bist hinter dir und fangen dich auf!
Du bist nicht allein! Man sagt: „durch die Hölle geht man am besten zu zweit!" aber du gehst mit millionen hier durch! Irgendwann hört dieser Albtraum auf!

Und währenddessen fang einfach jeden kleinen Albtraum von der jetzigen Situation mit diesem Traumfänger ein! Er ist handgemacht und aus

Ich wünsche dir das allerbeste,

Massive Ungereimtheiten rund um die Zulassung des mRNA-basierten Impfstoffes

Sie gründeten einen Verein, um die Aufklärungsarbeiten auf eine breite Basis zu stellen?

Ende April 2020 rief mich Dr. Ronald Weikl aus Passau an. Er wolle gerne einen Verein mit mir gründen. Ich erklärte meine Bereitschaft, solange er die Hauptarbeitslast übernähme, denn ich war in so viele Dinge eingebunden, dass ich das nicht hätte leisten können. So kam es, dass bereits zehn Tage später der Verein MWGFD (Mediziner und Wissenschaftler für Gesundheit, Freiheit und Demokratie) gegründet wurde. In dieser kurzen Zeit konnten wir tatkräftige Mitstreiter als Mitglieder gewinnen, darunter Stefan Hockertz, Stefan Homburg, Bodo Schiffmann, Wolfgang Wodarg, Ulrike Kämmerer, Christof Kuhbandner, Harald Walach, Heiko Schöning, Martin Haditsch und natürlich meine Frau Karina. Diese und weitere angesehenen Ärzte und Professoren leisteten in der Folgezeit unglaublich viel. Unsere Homepage gibt einen Überblick über die Aktivitäten, unsere Videos auf YouTube und Rumble wurden viele Millionen Mal aufgerufen. Der Verein lebt von Spenden. Die Mitglieder erbringen ihre Leistung stets ohne Entgelt. Die Arbeit verfolgt einzig das Ziel der Information und Aufklärung. Dennoch geschah das Unfassbare: dem Verein wurde die Gemeinnützigkeit ein Jahr nach Bestehen abgesprochen.

Es gibt auch ein internationales Konsortium D4CE.

Im Februar 2021 wurde ich vom ehemaligen Pfizer-Vizedirektor Dr. Michael Yeadon und einem Freund, dem englischen Arzt Dr. Stephen Frost, kontaktiert. Sie meinten, es müsste unbedingt etwas gegen die angelaufene Impfkampagne unternommen werden. Der Gedanke kam auf, einen offenen Brief an die EMA (European Medicines Agency) zu verfassen. Ich setzte mich an die Arbeit und das Schreiben mit 14 Unterzeichnenden wurde am 28. Februar 2021 abgegeben. Im gleichen Stil wie beim offenen Brief an die Kanzlerin wurden Fragen gestellt, die die Risiken der Impfung betrafen.

6 Mitglieder des MWGFD haben das Schreiben mitunterzeichnet. Hinzu kamen Engländer, eine Australierin und Michael Palmer. Wir nannten uns das Konsortium „Doctors for Covid Ethics, D4CE". Im Verlaufe der letzten zwei Jahre hat sich das Konsortium weiter internationalisiert

und arbeitet inzwischen eng mit der von Robert F. Kennedy Jr. gegründeten „Childrens' Health Defence, CHD" zusammen. Ich möchte betonen, dass wir keine Impfgegner sind, wir sind Aufklärer. Dabei konzentriert sich unsere Arbeit auf die genbasierten Wirkstoffe, die wir für sehr gefährlich halten.

Einige Wochen später kam die Antwort der EMA. Ernste Nebenwirkungen könnten in seltenen Fällen auftreten, der Nutzen der Impfung würde die Risiken jedoch weit überwiegen. Das Impfprogramm würde daher fortgesetzt.

Die Antwort der EMA verriet, dass die zwingend notwendigen Sicherheitsprüfungen nicht vorgenommen worden waren. Das wies auf Großbetrug hin.

Können Sie uns bitte schildern, warum Sie den Verdacht haben, dass hier ein Fall von Großbetrug vorliegt?

Das Paul-Ehrlich-Institut ist in Deutschland die Behörde, die grünes Licht für die Verwendung eines neuen Impfstoffes an Menschen gibt. Zuvor müssen Wirksamkeit und Sicherheit an Tieren getestet werden. Wirksamkeit heißt, Tiere müssen durch die Impfung gegen eine schwere Erkrankung geschützt werden. Sicherheit heißt, die Tiere dürfen durch Gabe des Impfstoffes nicht zu Schaden kommen.

Es ist allseits bekannt, dass die deutsche Firma BioNTech mit der Entwicklung ihres Impfstoffes im Januar 2020 begonnen hatte. Die erste Phase der klinischen Versuche an Menschen fand mit Genehmigung des Paul-Ehrlich-Instituts bereits im April 2020 statt. Abgesehen davon, dass BioNTech gar nicht in der Lage war, Tierversuche durchzuführen, hätten die Studien Monate oder gar Jahre benötigt. War also Betrug im Spiel? Hat BioNTech durch falsche Angaben die Behörden getäuscht? Oder hat das Paul-Ehrlich-Institut die Genehmigung trotz fehlender Tierstudien erteilt?

Wie dem auch sei, im Mai 2020 gab BioNTech bekannt, dass alle präklinischen Tierversuche erfolgreich abgeschlossen seien. Das war natürlich eine unverfrorene Lüge. Inzwischen liegen Dokumente vor, die belegen, dass die notwendigen Tierversuche NIE durchgeführt wurden. Nicht im Jahr 2020, nicht 2021, nicht 2022.

Man muss realisieren, dass diese Unwahrheit aber bis zum heutigen Tag benutzt wird, um die Zulassung weiterer mRNA-Produkte zu rechtfertigen. Alle Produkte hätten ja die gleiche Verpackung, deren Sicherheit nachgewiesen wäre. Von den verpackten Genen selbst würden keine Risiken ausgehen, deswegen wären alle Produkte ohne weitere präklinische Prüfung zuzulassen.

Sie sind anderer Meinung?

Das wäre untertrieben. Ich halte alle mRNA-Wirkstoffe für lebensgefährlich und ihre Zulassung für eine Straftat.

Welche Gefahren gehen von ihnen aus?

Die Verpackung selbst stellt die erste schlimme Gefahr dar. Lipid-Nanopartikel verfügen über einzigartige Eigenschaften, die keine natürlichen Substanzen besitzen. Sie beschützen die mRNA und ermöglichen ihre Aufnahme in die Körperzellen. Damit die Nanopartikel diese Fähigkeiten erlangen, müssen ihnen unnatürliche Lipide zugefügt werden. Das sind Fette, die von Menschenhand gemacht werden. Vollkommen künstlich, vollkommen wider die Natur.
Denn im Gegensatz zu natürlich vorkommenden Fetten sind die Moleküle positiv geladen, sie sind die berühmt-berüchtigten kationischen Lipide.

Praktisch alle Zellfunktionen werden mittels negativ geladener Moleküle aufrechterhalten. Positiv geladene Fettmoleküle werden dazwischenfunken und den Betrieb stören. Und es gibt keinen bekannten Mechanismus, kationische Lipide abzubauen oder aus der Zelle wieder herauszubefördern. Mit jeder weiteren Injektion reichern sie sich also möglicherweise in unseren Zellen an. Das lässt nichts Gutes erahnen.

Wohlgemerkt: vor dieser „Pandemie" durften kationische Lipide nur für Forschungszwecke verwendet werden. Eine Anwendung an Menschen war nicht erlaubt. So stand auch auf den Informationsblättern: NOT FOR HUMAN USE.

Zum großen Glück wurden die fehlenden Tierversuche von einer anderen Forschergruppe nachgeholt. Die alarmierenden Ergebnisse wurden Ende 2021 in einer führenden wissenschaftlichen Zeitschrift publiziert[16].

Die Injektion von leeren Lipid-Nanopartikeln (also ohne mRNA) verursachte hochentzündliche Gewebsreaktionen am Einstichort. Ursächlich waren die kationischen Lipide. Wenn sie weggelassen wurden, gab es keine Entzündung. Wenn sie dabei waren, kam die Giftwirkung sofort zustande. Das Einträufeln der Lipide in die Nase verursachte schwere Lungenentzündungen, die oft tödlich verliefen.

Nun könnte das klassische Gegenargument kommen: Menschen sind 3000-mal schwerer als Mäuse. Im Vergleich zu den Mengen, die Menschen verimpft bekommen, waren die Mengen bei den Mäusen gigantisch.

Das wäre aber zu kurz gedacht. Wenn man eine heiße Nadel in den Muskel sticht, verbrennt das Gewebe an Ort und Stelle. Je heißer die Nadel, desto größer der Schaden. Da gibt es bei Mensch und Maus keinen Unterschied.

Als Giftstoff bezeichnet man einen Stoff, der Lebewesen über ihre Stoffwechselvorgänge oder durch Berührung oder Eindringen in den Körper Schaden zufügen kann. Eine heftige Entzündung, wie sie bei den Mäusen beobachtet wurde, ist immer schädlich. Die Dosis macht das Gift, und es stellt sich die Frage: Wie hoch ist die Dosis (Konzentration) der Lipide in den menschlichen Impfstoffen, verglichen mit den Dosen, die im Tierversuch injiziert wurden?
Sind die Nadeln bei Menschen gleich heiß, weniger heiß oder noch heißer?

Die Antwort: Bei Menschen ist die Dosis mehr als zehnmal HÖHER. Die Nadel ist nicht bloß heiß – sie ist GLÜHEND heiß.

Die Injektion eines jeden mRNA-Wirkstoffstoffes kommt der Verabreichung eines Giftes gleich und ist schlichtweg schwere Körperverletzung. Die Injektion eines jeden mRNA-Impfstoffes ist nicht vereinbar mit dem ersten ethischen Grundsatz der Medizin: DO NO HARM.

Allein aufgrund der Anwesenheit der Lipidhülle müssten sämtliche mRNA-basierten Wirkstoffe verboten werden?

Ja! Stattdessen hat die WHO verkündet, dass mRNA-Wirkstoffe breitflächig in der Human- und Veterinärmedizin zur Anwendung kommen werden. Sie sollen alle anderen Impfstoffe ersetzen. Was für ein gigantisches Geschäft der Zukunft! Die Produktionskosten von genbasierten Wirkstoffen betragen nur einen Bruchteil der Herstellungskosten konventioneller Impfstoffe.

mRNA-basierte Wirkstoffe sind nicht nur gegen Infektionskrankheiten in der Entwicklung, sondern auch gegen Krebs und Herz-Kreislauferkrankungen. Produktionsstätten schießen wie Giftpilze aus dem Boden, teils in entlegensten Gegenden der Welt.

Ganz klar, es ist weit nach Mitternacht und es erscheint schier unmöglich, die Uhr noch aufzuhalten. Die Pharmafirmen haben durch die Pandemie die Möglichkeit erhalten, mRNA-basierten Genspritzen durchzudrücken und damit die eierlegende Wollmilchsau geschaffen. Durch den angeblichen "Notfall" konnten wichtige Sicherheitsprüfungen umgangen werden. Meines Erachtens sind die Lipid-Nanopartikel jedoch die Achillesferse. Denn diese unverzichtbaren Bestandteile aller mRNA-Genprodukte sind gleichzeitig gefährliche Giftstoffe, deren Verbot in einer zivilisierten Welt eine Selbstverständlichkeit sein muss.

So viel zur ersten Gefahr der „Verpackung", woher käme die zweite?

Darauf haben wir bereits vor Beginn der Impfkampagne in unserem zweiten Buch (Corona Unmasked) hingewiesen. Sie rührt daher, dass sich die Wirksubstanz grundlegend von herkömmlichen Eiweiß-Impfstoffen unterscheidet. Klassische Impfstoffe – z. B. gegen Tetanus und Diphtherie – regen unmittelbar die Bildung von schützenden Antikörpern an. RNA-basierte „Impfstoffe" hingegen funktionieren nach einem anderen Prinzip, das ich im Folgenden kurz rekapituliere.

Chromosomen sind die Bücher des Lebens. Ihre DNA enthält die lebenswichtigen Rezepte, nach denen Proteine hergestellt werden. Bei Bedarf wird das Buch geöffnet und eine Kopie des gewünschten Rezepts angefertigt. Bei der Kopie handelt es sich um mRNA, die die Produktion des Proteins steuert. Ist die Anleitung abgelesen, wird das Rezept nicht mehr benötigt und entfernt.

RNA-Impfstoffe sind solche kurzlebigen Kopien von Chromosomen-Rezepten, die die Produktion ausgewählter Antigene, z. B. des SARS-CoV-2-Spike-Proteins, steuern. Mit jeder Injektion werden mehr als eine Milliarde Kopien (RNA-Moleküle) verabreicht, die – in den schützenden Fetthüllen verpackt – auf die Reise geschickt werden.

Jeder ausgebildete Mediziner weiß, dass die Genpakete nicht am Injektionsort verbleiben, sondern ins Blut und in die lymphatischen Organe gelangen. In der Blutbahn stoßen sie auf Endothelzellen, die die Gefäße auskleiden. Sie werden natürlich in diese Zellen gelangen. In den lymphatischen Organen befindet sich der Hauptanteil unserer Lymphozyten. Auch sie werden die Gene aufnehmen.

Unser Immunsystem wird jederzeit Zellen angreifen, die ein fremdes Eiweiß produzieren. Es war daher von vornherein klar, dass Immunangriffe auf Gefäßwände und Bruderkämpfe unter den Lymphozyten erwartet werden mussten, die bei Booster-Impfungen zunehmen würden. Wo die Gefäßschädigungen auftreten würden, war nicht vorhersagbar. Wir vermuteten allerdings, dass aufgrund der langsamen Blutströmung die Genaufnahme in kleinen und kleinsten Gefäßen und in den Venen begünstigt würde. In allen Organen könnten diffuse, schwer erfassbare Störungen der Blutversorgung folgen. Eine Schädigung der Gefäßwand wirft die Blutgerinnung an. Es musste daher erwartet werden, dass die Impfung die Bildung von Blutgerinnseln im ganzen Körper verursachen würde. Das haben wir in unserem ersten Brief an die EMA auch deutlich zum Ausdruck gebracht.

Lymphozyten sind die Immunwächter des Körpers. Sie verhindern die Reaktivierung von Viren, die in unseren Körpern ruhen. Zu diesen gehören u. a. Herpesviren, deren Ausbruch zur Gürtelrose führt. Lymphozyten unterdrücken aber auch das Wachstum von entarteten Zellen. Ein Bruderkampf unter den Lymphozyten würde daher auch die Entstehung von Tumoren begünstigen.

Die Unterlassung der gesetzlich vorgeschriebenen Tierstudien war und ist ein Kapitalverbrechen. Man darf einen neuen Wirkstoff nicht einfach unmittelbar an Menschen testen.

Bundeskanzler Scholz hat vor laufenden Kameras tatsächlich von „Versuchskaninchen" gesprochen.

Ja, und desto fragwürdiger ist sein Verhalten. Anstatt die Menschen zu schützen, trieb er sie auf das Versuchsgelände. Vielleicht hat er vergessen, dass es eigentlich nicht geschickt ist, so etwas so direkt zuzugeben. Allerdings war es auch egal, denn ein großer Teil des deutschen Volkes scheint grundsätzlich desinteressiert an der Wahrheit. Für andere deutsche Untertanen würde wohl eine Welt zusammenbrechen, wenn sie sich eingestehen müssten, dass sie der Regierung

völlig egal sind und von vorne bis hinten belogen werden.
Der Bundespräsident hat in der Krisenzeit aus meiner Sicht eine genauso unrühmliche Rolle gespielt wie alle anderen auch. Übertroffen werden die Herren allerdings von einer Frau und Ärztin, EU-Kommissionspräsidentin van der Leyen. Sie wusste nach meinem Wissen, dass die Zulassung der genbasierten Wirkstoffe nicht rechtens war. Dennoch bestellte sie Ende 2021 weitere 5 Milliarden Dosen von COVID-Vakzinen, damit alle EU-Bürger in den nächsten Jahren ausreichend geschützt werden könnten. Gegen ein Virus, dessen Gefährlichkeit allenfalls mit der Grippe vergleichbar ist und mit einem Impfstoff, dessen Unwirksamkeit und Gefährlichkeit bekannt geworden sind.

Es bleibt zu hoffen, dass die EU-Staatsanwaltschaft gegen die EU-Kommission vorgeht und die Kündigung des Kaufvertrags erwirkt. Die Milliarden Dosen werden ja von unseren Steuergeldern gekauft, die jetzt schon an allen Ecken und Enden fehlen.

Das Vertrauen in das Rechtssystem und in die EU-Institutionen dürfte in den vergangenen Jahren bei vielen Menschen großen Schaden genommen haben. Was lässt Sie darauf hoffen, dass sich die EU- und deutsche Staatsanwaltschaft jetzt für das Volk einschalten?

Ich hoffe, dass sie allmählich die Wahrheit erkennen werden. Der Großbetrug ist inzwischen ja offensichtlich geworden. Immer mehr Menschen sind erwacht und auch Mainstream-Medien haben endlich angefangen, ihrem Beruf redlich nachzugehen. Aufklärungsbücher erscheinen am laufenden Band.

Es ist also höchste Zeit für Mitglieder aller beteiligten Einrichtungen, dem Corona-Narrativ den Rücken zu kehren. Es kann nämlich nicht mehr lange dauern, bis die Jäger zu den Gejagten werden. Weltweit sind zahllose Menschen erwacht und entschlossen, die Strippenzieher dieses gigantischen Verbrechens zur Rechenschaft zu ziehen. Weltweit werden Strafanzeigen gegen verantwortliche Behörden und Einrichtungen erstattet. In der Schweiz ist der Bundespräsident höchstselbst angezeigt worden.

Reicht die Beweislast tatsächlich aus, um einen Rechtsstreit zu gewinnen?

Das werden wir sehen. Die Beweislast ist auf jeden Fall im wörtlichen Sinn erdrückend. Kürzlich fand ein großes MWGFD-Online-Symposium zum Thema „Gen-basierte Impfstoffe: das Pharma-Verbrechen des Jahrhunderts?" statt. Auf dem Symposium kamen auch die wichtigsten juristischen Aspekte zur Sprache. Es gab insgesamt 22 Referate, deren Inhalte in Schriftform zur allgemeinen Verfügung gestellt wurden.

Welche Beweisführung halten Sie für besonders überzeugend?

Die moderne Medizin wurde von dem Pathologen Rudolf Virchow und dem Mikrobiologen Robert Koch gegründet. Aus ihren Arbeiten erwuchs die Erkenntnis, dass Krankheiten definierbare Ursachen haben. Mikrobiologen bemühen sich, Ursachen von Infektionskrankheiten zu identifizieren und ergründen. Pathologen untersuchen die Frage, welche krankhaften Gewebsveränderungen verschiedene Krankheiten kennzeichnen. Wenn eine Veränderung sehr spezifisch vorkommt, wird sie als „pathognomonisch" bezeichnet.

Ich glaube, dass der schlagende Beweis für die Schädlichkeit der Impfstoffe von den Pathologen geliefert wird. Sie haben nämlich pathognomonische Veränderungen in den Geweben von Impfopfern gefunden.

Die histopathologischen Untersuchungen wurden 2021 von Professor Arne Burkhardt initiiert. Zu der Zeit war Arne im Ruhestand, sein Institut in Reutlingen war geschlossen und musste wieder in Betrieb gesetzt werden. Die ersten Arbeiten unternahm er mit seinem ebenfalls pensionierten Freund Professor Walter Lang. Kurz danach befassten sich auch andere Pathologen mit dem Thema, darunter Dr. Michael Mörz aus Dresden. Die Pathologen wurden von den Molekularbiologinnen Professor Ulrike Kämmerer (Universität Würzburg) und Dr. Vanessa Schmidt-Krüger (Max-Delbrück-Centrum für Molekulare Medizin Berlin) in ihrer Arbeit unterstützt.

> Das Vorhaben stieß auf große Schwierigkeiten, weil Obduktionen generell „unerwünscht" waren. Verstarb jemand nach der Impfung, wurde eine Obduktion selten für notwendig erachtet. Auch wenn der Tod plötzlich und unerwartet eingetreten war, wurde dies achselzuckend

als schicksalhaft abgetan. Eine aufwendige Suche nach der Ursache sei nicht gerechtfertigt.

Es gab kaum Ärzte, die sich gegen diesen Trend stellten. Einer davon war Professor Peter Schirmacher, Leiter des pathologischen Instituts an der Universität Heidelberg und einer der angesehensten Pathologen Deutschlands. In einem Interview mit der „Welt" gab Schirmacher im September 2021 bekannt, dass er in etwa einem Drittel der untersuchten Fälle einen klaren Zusammenhang zwischen Impfung und Tod aufgedeckt hat.

Merkwürdigerweise wurde es dann still um ihn und der Verband der deutschen Pathologen brachte sogar eine Gegendarstellung. Ich war zutiefst betroffen, denn ich kenne Schirmacher aus der Mainzer Zeit. Er war einer der hervorragendsten Nachwuchswissenschaftler unseres Sonderforschungsbereiches und ich wusste, wenn er etwas so klar aussagt, dass er auch die entsprechenden wissenschaftlichen Beweise dafür hat.

Zur gleichen Zeit waren jedoch Arne Burkhardt und Michael Mörz auch unterwegs. Ende 2021 waren auch sie in der Lage auszusagen, dass sie Beweise für die schädliche Auswirkung der Impfung in der Hand hatten.

Eine Reihe von Befunden stellte sich als pathognomonisch für die Schädigung durch die Impfung heraus. Typisch war die gleichzeitige Beteiligung von mehreren Organen, darunter sehr häufig von Herz und Gehirn. Diffus verstreute Entzündungen und Thrombenbildungen in den kleinen und kleinsten Gefäßen prägten das Bild, außerdem waren die Gewebe von Immunzellen durchsetzt. Bei Verstorbenen, die mehrere Impfungen erhalten hatten, bot sich im Herzgewebe ein weiterer pathognomonisches Befund. Herzmuskelzellen können sich nicht regenerieren. Wenn sie absterben, entstehen Narben. Bei den Impfopfern befanden sich kleine Narbeninseln verstreut im Gewebe. Gelegentlich wurden daneben neue Schäden mit sterbenden Zellen entdeckt. Ein solches Nebeneinander von alten und jungen Läsionen ist bislang bei keiner Erkrankung des Herzens je beschrieben worden.

In den Gehirnpräparaten wurde ebenfalls pathognomonische Befunde erhoben. Diskrete kleine Areale mit Entzündung von Kleinstgefäßen, Lymphozyten-Einwanderung und abgestorbenen Hirnzellen wurden an vielen Stellen verstreut im Gehirn entdeckt. Damit bot sich eine Erklärung für die bekannte Vielfalt von Symptomen, die Geimpfte entwickeln können. Sie umspannen die gesamte Breite der bekannten neurologischen Erkrankungen, von Lähmungen bis zu psychischen Veränderungen und Demenz.

Durch den Einsatz von spezifischen Antikörpern gelang der Nachweis des Spike-Proteins in den Gewebe-Schnitten. Andere Virusproteine waren nicht vorhanden, die Anwesenheit des Spike-Proteins konnte daher nur von der Impfung herrühren. Der Nachweis gelang immer wieder sogar in Gewebeproben von Menschen, bei denen die letzte Impfung Monate zurücklag. Diese Befunde untermauerten die Tatsache, dass die injizierte mRNA entgegen landläufiger Meinung langlebig ist. Wo, wie lang und wie viel Spike-Protein im Körper gebildet wird, ist völlig unbekannt.

Wurden diese Entdeckungen an die Öffentlichkeit gebracht?

Ja, der erste große Schritt wurde mit der Veröffentlichung eines Fallberichtes von Michael Mörz am 1. Oktober 2022 getan. Seine Publikation erschien in der international anerkannten Fachzeitschrift „Vaccines“[17] und hat weltweit Aufsehen erregt. Die für die Impfung pathognomonischen Befunde im Gehirn und Herzen sind in dieser Arbeit erstmalig beschrieben worden.

Im November erschien der nächste gewichtige Beitrag aus Deutschland. In ihrer Studie haben Schirmacher und seine Mitarbeiter unumstößliche Beweise dafür erbracht, dass die Impfung Myokarditiden verursachen kann.

Zusammen mit meiner Frau und Michael Palmer habe ich die Problematik rund um das Thema Impfung zusammengefasst. Die Schrift „Gen-basierte Impfung: Quo vadis?“ ist in 50 Sprachen verfügbar[18].

> Die Kernaussage ist, dass diese sogenannten Impfungen sinnlos sind und beängstigende Gefahren beherbergen. Alle Organe können betroffen sein. Irreparable Schäden müssen nicht nur im Gehirn und Herz erwartet werden. Die mRNA-Impfstoffe reichern sich in den Geschlechtsorganen an und werden höchstwahrscheinlich eine negative Auswirkung auf die Fruchtbarkeit haben. In der Schwangerschaft verabreichte Impfstoffe werden mit

ziemlicher Sicherheit in die Plazenta aufgenommen und dort Schäden anrichten. Das Immunsystem wird über viele Wege beeinträchtigt, mit unübersehbaren Folgen. Und die reelle Möglichkeit besteht, dass die Impfstoffe das Altern von Zellen beschleunigen.

Das steht im krassen Gegensatz zur offiziellen Aussage, dass ernste Nebenwirkungen sehr selten seien. Dafür sei der Nutzen der Impfung unfassbar groß, sie hätte unzählige Menschen vor Long-Covid geschützt und Leben gerettet.

Das ist die nächste schamlose Behauptung der Impf-Propagandisten. Weltführende Medizinwissenschaftler haben dieses Lügenmärchen vernichtet – die Publikationen von Professor Peter McCullough, einem der angesehensten und meistzitierten Internisten und Kardiologen der Welt, von Dr. Peter Doshi, Herausgeber der international hochrangigen „British Medical Journal", und von Professor John Ioannidis, dem meistzitierten klinischen Epidemiologen der Welt, müssten jeden Wahrheitssuchenden überzeugen. Kurz und bündig: die Impfung hat kaum Leben gerettet, dafür unglaublich viel Krankheit und Tod gefordert. Und Long-Covid ist im Prinzip ein Hirngespenst, ganz im Gegenteil zum Post-Vac-Syndrom, an dem zahllose Menschen leiden und leiden werden. Wobei Post-Vac eine Verniedlichung des eigentlichen Tatbestandes ist, denn es handelt sich oft um einen lebenslangen Impfschaden.

Was wäre ein schlagendes Argument dafür, dass jemand tatsächlich einen Impfschaden erlitten hat?

Die Gefäßentzündungen finden in vielen Organen gleichzeitig statt. Darum kommt es nach der Impfung oft zu Kombinationen von Erkrankungen, die es sonst nicht gibt oder geben kann.

Welche zum Beispiel?

Typisch sind Herzmuskelerkrankungen – Myokarditis, Perikarditis und auch Herzinfarkte. Dann die unterschiedlichsten Erkrankungen des Zentralnervensystems, u. a. zum Beispiel die akute disseminierte Enzephalomyelitis (ADEM), verschiedene Lähmungserscheinungen, Tremor-(Zitter-)Erkrankungen, kognitive Störungen. Dann gibt es scheinbare

Autoimmunerkrankungen aller Organe, Erkrankungen des lymphatischen Systems wie akute Blinddarmentzündung. Dann Tumor-Neubildungen aller Arten. Und natürlich Thromboembolien im ganzen Körper.

Das Impfspezifische und deshalb Beweisende: jede dieser Erkrankungen kommt mit einer bekannten Häufigkeit vor. Zum Beispiel:
ADEM bei Erwachsenen: 1: 100.000 pro Jahr.
Tiefe Beinvenenthrombosen bei Männern unter 50 Jahren: 1: 10.000 pro Jahr.
Herzinfarkt bei normalgewichtigen asiatischen Männern unter 50 Jahren: 1: 10.000 pro Jahr.

Ich schreibe gerade an einem Gutachten für einen 50-jährigen Asiaten, der vor der Impfung gesund war und innerhalb von Monaten nach der dritten Impfung einen Herzinfarkt, eine ADEM und eine tiefe Venenthrombose erlitt und jetzt keine Möglichkeit hat, seine Familie und drei Kinder zu versorgen. Er ist lebenslänglich invalidisiert und mittellos.

Die Wahrscheinlichkeit, dass sich diese drei Krankheiten bei einem Menschen im gleichen Jahr manifestieren, ist 1:10.000.000.000.000, also in der Größenordnung von 1:10.000 Milliarden. Hoffentlich weiß sogar Lauterbach, dass es keine 10 Milliarden Menschen auf der Welt gibt.

Herz, was willst du mehr? Das gibt es NUR bei Impfschäden.

Die Impf-Nebenwirkungen scheinen insgesamt sehr zu variieren – viele merken wenig oder nichts, andere werden schwerst krank. Sind irgendwelche Gründe dafür bekannt?

Inzwischen ist klar geworden, dass sich die verschiedenen Impfstoffchargen sehr stark in ihrer Zusammensetzung unterscheiden. Der Gehalt an Lipiden und mRNA schwankt, ein Teil der mRNA ist immer abgebaut. Infolgedessen sind viele Chargen wenig oder gar nicht wirksam. Das ist natürlich ein großes Glück, denn dann gibt es entsprechend weniger Nebenwirkungen.

Auf der anderen Seite scheinen einige Chargen besonders gefährlich zu sein. Leider kommen schlimmste Möglichkeiten in Frage. Im März 2023 gab der amerikanische Forscher Kevin McKernan bekannt, dass die von ihm untersuchten Chargen in erschreckendem Maße mit DNA verunreinigt waren[19]. Die möglichen Folgen sind alptraumhaft.

Die Verunreinigung wurde als Plasmid-DNA bezeichnet. Was bedeutet das?

Die Massenproduktion von mRNA erfordert die massenhafte Verfügbarkeit der DNA-Rezepte. Wie wird dies erreicht? Die Lösung stellt einen Grundpfeiler der Gentechnologie dar. Die Billionen und Trillionen von Bauanweisungen stammen von Bakterien. Die Rezepte sind in winzigen, bakteriellen Chromosomen enthalten, die als Plasmide bezeichnet werden. Die Teilungszeit der Bakterien beträgt etwa 20 Minuten – die Anzahl der Zellen verachtfacht sich pro Stunde. In nur wenigen Tagen können daher buchstäblich unzählige Bakterien mit den Plasmiden gewonnen werden. Plasmide sind leicht zu manipulieren. Fremde Rezepte, d. h. Gene, die die Bauanweisung für virale Proteine enthalten, können ganz einfach eingefügt werden. Nach der massenhaften Vermehrung in den Bakterien werden sie geerntet und als Vorlagen für die Produktion der mRNA-Kopien verwendet.

Nach der Produktion von mRNA müssen die Plasmid-DNA-Vorlagen entfernt werden, bevor der Verpackungsprozess gestartet wird. Sonst landen die Plasmide ebenfalls in den Fettkügelchen. McKernan berichtete, dass dieser entscheidende Schritt der Entfernung der Plasmid-DNA nicht gewissenhaft durchgeführt worden war. Es wurden große Mengen an Plasmid-DNA in verpackter Form gefunden.
Die Verpackung garantierte, wie bei der mRNA, die erfolgreiche Lieferung in unsere Körperzellen. Der Unterschied ist, dass DNA sehr viel stabiler ist als mRNA und über längere Zeiträume als Rezept für die Produktion dienen kann.

Die zelluläre Aufnahme eines funktionellen fremden Chromosoms bedeutet nicht weniger als eine genetische Veränderung. Es ist anzunehmen, dass Menschen, denen diese verpackten bakteriellen Plasmide mit der Impfung gespritzt wurden, dieses Schicksal erleiden. Die Expression jeglichen körperfremden Gens wird einen Immunangriff auf die produzierenden Zellen auslösen. Die fortgesetzte Produktion eines fremden Proteins bedeutet den Tod der Zelle. Dies wird im gesamten Körper geschehen. Es bilden sich Blutgerinnsel, da die Gefäße verletzt werden, und das Gewebe stirbt wegen Sauerstoffmangels ab. Das Herz ist ein Organ, das tote Zellen nicht ersetzen kann. Wer hat nicht schon von den mysteriösen plötzlichen Fällen von Herztod gehört, die weltweit auftreten? Sie sind nur die Spitze eines Eisbergs. Durch Impfungen ausgelöste Herzkrankheiten stehen auf der Tagesordnung von Jung und Alt. Je nachdem, wo Impfschäden im Gehirn auftreten, kann es zu verschiedenartigsten neurologischen und psychischen Störungen kommen. Krankheiten, die gegen den eigenen Körper gerichtet sind (Autoimmunerkrankungen) und einzeln eher selten auftreten, können sich durch die mRNA- Injektion nun gehäuft und gleichzeitig in verschiedenen Organen entwickeln. Dieses außergewöhnliche Zusammentreffen von Schäden wird durch den tragischen Fall eines 14-jährigen Kindes aufschlussreich illustriert, das an einer Multiorganentzündung starb, wie sie noch nie gesehen wurde[20].

Hinzu kommt, dass die Impfung in der Lage ist, sowohl die Fruchtbarkeit als auch die Fortpflanzung massiv negativ zu beeinflussen. Die Impfstoffe reichern sich in den Fortpflanzungsorganen an, was die Fruchtbarkeit unmittelbar beeinträchtigt. Die Aufnahme von im Blut zirkulierender RNA und DNA in Zellen der Plazenta kann zu Totgeburten führen. Eine Schädigung der Plazenta kann es den körperfremden Genen außerdem ermöglichen, in den Kreislauf des Ungeborenen zu gelangen. Die Stammzellen im Blut der Nabelschnur sind nach einer Impfung reduziert und beeinträchtigt[21] und es gibt berechtigten Grund für die Annahme, dass die körperfremden Gene das Ungeborene im Mutterleib erreichen. Außerdem wurde die Verpackung der Impfstoffe in der Muttermilch nachgewiesen[22]. Die Durchlässigkeit des Darms ist in den ersten Wochen nach der Geburt hoch[23], und es besteht die Befürchtung, dass das Stillen die direkte Übertragung der Impfstoffe auf das Neugeborene ermöglicht. Das würde dazu führen, dass bereits beim Neugeborenen die Selbstmordmechanismen in den Zellen aktiviert werden.
Im Labor ist es möglich, eingeschmuggelte fremde DNA in das Buch des Lebens einzufügen. Wenn dies in geimpften Menschen geschehen sollte, sind die möglichen Folgen unendlich. Eine Störung des fein abgestimmten Netzwerks, das die Zellteilung und Entwicklung steuert, könnte zu Krebs führen. Mutationen in Spermien und befruchteten Eizellen könnten veränderte Eigenschaften vererbbar machen und zur Entstehung von Wesen führen, die vom evolutionären Weg der menschlichen Entwicklung abgewichen sind.

Das sind ja entsetzliche Neuigkeiten. Die nächsten RNA-Impfstoffe gegen Corona und Grippe sind schon auf dem Markt und werden von der STIKO empfohlen. Müssen wir befürchten, dass ähnliche Gefahren von ihnen ausgehen?

Niemals darf vergessen werden, dass das Immunsystem Zellen angreift, die fremde Proteine herstellen. Und da jeder RNA-Impfstoff die Herstellung eines körperfremden Eiweißes steuern wird, muss damit gerechnet werden, dass Schäden in ähnlichem Ausmaß immer wieder angerichtet werden. Diese alptraumhaften Szenarien verschlimmern sich mit jeder Auffrischungsimpfung.

Außerdem muss damit gerechnet werden, dass die Verunreinigung von Impfstoffchargen mit Plasmid-DNA nicht die Ausnahme, sondern eher die Regel sein wird, da es kein kosteneffizientes Verfahren gibt, um massenhaft hergestellte RNA zuverlässig von Plasmiden zu trennen. Daher ist ein lang anhaltender Autoimmunangriff auf die Zellen bei der Verimpfung von Plasmid-DNA unvermeidlich. Durch das Einbringen eines fremden Bauplans in unseren Körper könnte jedes individuelle Buch des Lebens unwiederbringlich verändert werden. Wenn es zum Einbau der Bauanleitung in unser menschliches Chromosom kommt, können unzählige zelluläre Funktionen dauerhaft gestört werden. Es können bösartige Erkrankungen auftreten und die Lebenserwartung könnte drastisch sinken. Endlose Krankheiten und Leiden könnten zum Schicksal der Betroffenen werden. Es entsteht ein Horrorszenario, das zahllose Menschen betreffen könnte, die wir lieben und in unser Herz geschlossen haben. Es liegt an uns, dieses zu verhindern!

Es gibt viele Menschen, die sich impfen ließen und jetzt Angst vor den Folgen haben oder bereits an unerwünschten Wirkungen der Impfung leiden. Haben Sie für diese Menschen eine Botschaft der Hoffnung?

> Wenn sich jemand hat impfen lassen und mit wenig oder ganz ohne Schaden davongekommen ist, soll er froh und dankbar sein. Der Mensch ist ein zähes Wesen. Man soll sich vergegenwärtigen, dass die meisten von uns das Leben durch den ungesunden Lebenswandel um etwa 20 % verkürzen. Ich halte es für möglich, dass Impfschäden durch die Rückkehr zu einem gesünderen Lebensstil zu einem guten Teil ausgeglichen werden können.

Weltweit gibt es Bemühungen, Therapiemöglichkeiten für Impfopfer zu finden. Ein positiver Effekt ist hoffentlich, dass die geschädigten Menschen und ihre Angehörigen bei der nächsten "Pandemie" vorsichtiger sein werden mit den Empfehlungen der sogenannten Gesundheitsbehörden inklusive der WHO.

Wird denn eine nächste Pandemie kommen? Welche Rolle spielt die WHO dabei?

Leider eine mitentscheidende Rolle. Die WHO möchte sich mit internationalen Vollmachten ausstatten. Sie könnte dann zu jeder Zeit allein entscheiden, ob irgendwo auf der Welt eine Notsituation entstanden ist und welche Maßnahmen dort zu ergreifen sind. Die Mitgliedsländer der WHO werden an alle Weisungen gebunden sein. Die Impfung mit genbasierten Stoffen kann nach Belieben angeordnet werden. Die Hersteller und Vertreiber dieser Substanzen haben sich damit selbst Blanko-Schecks ausgestellt. Denn erstens wird es keine Hürden bei der Zulassung geben. Zweitens werden die Inhalte der Impfstoffampullen nicht überprüft, sie können nach Belieben manipuliert und verändert werden. Drittens wird die Pharmaindustrie keine Haftung übernehmen müssen. Und viertens ist der Weg frei für die flächendeckende Einführung des digitalen Impf-Passes und die digitale Umstrukturierung im Gesundheitswesen insgesamt.
Zusammen mit der bevorstehenden Einführung der Digitalwährung ermöglicht das die weitere und dauerhafte Einschränkungen der Freiheit der Menschen und ihre totale Kontrolle.

Sie sind ein Wissenschaftler und Arzt, der in seinen Interviews ganz viele Menschen mit seinem Mut, seiner Ehrlichkeit und seiner spürbaren Empathie sehr berührt hat. Auch wenn Ihnen Ihre Fassungslosigkeit oft anzumerken war, riefen Sie immer wieder zum friedvollen Dialog auf. Gleichzeitig wurden Sie selbst diffamiert, ausgegrenzt, angezeigt. Ihre eigenen Freunde und Kollegen haben sich abgewandt. Was hält Sie dennoch aufrecht?

Ja, ich war oft fassungslos angesichts der skrupellosen Vorgänge und des Leids, das der Bevölkerung weltweit angetan wurde und wird. Ich war schockiert, dass die Politik die Menschen, vor allem die Kinder, nicht schützte. Ganz im Gegenteil. Ich war und bin schockiert, dass fast alle wegschauten oder mitmachten. Vor allem die, die es besser hätten wissen müssen oder auch wussten – die, die sich Ärzte und Wissenschaftler nennen. Das brachte mich manchen Moment an den Rand der Verzweiflung. Dann musste ich mich immer wieder besinnen und an das erinnern, was meine Mutter mir damals in Ägypten beigebracht hatte: an die Lehren von Buddha zu denken.
Buddha lehrte uns, dass das Leben ein Leidensweg ist. Die drei Leidensursachen sind Gier, Aggressivität und Unwissen. Ich versuchte

stets, diese Ursachen zu meiden und vermeiden. Das hält mich auch in der gegenwärtigen Krise aufrecht. Dabei muss ich gestehen, dass ich meinen Ruhepol nicht immer halten konnte. Heute leide ich mehr als je zuvor, weil ich die Wut gegenüber den Verbrechern nur schwer unterdrücken kann. Ich sehne den Tag herbei, an dem sie ihre verdiente Strafe erhalten. Wenn nicht durch das Rechtssystem, dann wenigstens durch das schlechte Karma, das sie gemacht haben. Ich glaube daran, dass es sie einholen wird.

Was die „Freunde und Kollegen" angeht, ist es einfach: Wer zu einem gehört, bleibt bei einem, und wer geht, hat nicht zu einem gehört. Insofern hat sich unter den Menschen, die ich für meine Freunde hielt, die Spreu vom Weizen getrennt. Das war gut. Dazu sind so viele wunderbare neue Freunde in mein Leben gekommen, dass ich einfach nur dankbar sein kann.

Unzähligen Menschen auf der Welt geht es so. Gleichgesinnte haben zueinander gefunden, echte und engste Freundschaften sind über die größten Entfernungen hinweg entstanden. In dieser Hinsicht sind wir reichlichst beschenkt worden. Das gibt Mut für die Zukunft.

Also hat die Weltkrise aus Ihrer Sicht auch etwas Positives erwirkt?

Ja. Es sind unzähligen Menschen auf der ganzen Welt die Augen geöffnet worden. Sie kennen jetzt die Wahrheit. Sie wissen, dass die meisten von uns ahnungslose Opfer von Betrug und Verbrechen gegen die Menschheit und die Menschlichkeit waren. Und diese gehen weiter, nur mit anderen Themen. In Deutschland und auch in anderen Ländern wird es bergab gehen, die Politik ist dermaßen gegen die Interessen der eigenen Bevölkerung gerichtet, die Medien sind gekauft, die Justiz hat versagt – die Demokratie hat versagt. Aber vielleicht muss es so sein, damit noch mehr Menschen aufwachen. In jedem Untergang liegt auch eine Chance. Auch in den schwierigen Zeiten, die uns noch bevorstehen, sollten wir positiv bleiben, uns weiter vernetzten und uns vor allem unsere Menschlichkeit erhalten. Ein guter und lieber Freund, der inzwischen nach Afrika gegangen ist, sagt mir immer: „Alles wird gut."
Wenn mich selbst die Sorgen überkommen, denke ich an ihn, und bei diesen Gedanken fühle ich, dass er Recht hat.
Wichtig ist, dass wir uns treu bleiben und den Weg der Wahrheit weitergehen.

EXKURS – Warum RNA-Impfstoffe betrügerisch und äußerst gefährlich sind

von Prof. Sucharit Bhakdi, Prof. Karina Reiss
und Dr. Michael Palmer

Chromosomen sind die Bücher des Lebens, die DNA-kodierte Rezepte für die Herstellung von Proteinmolekülen enthalten. Bei Bedarf wird das betreffende Buch geöffnet und eine Kopie des gewünschten Rezepts angefertigt. Bei dieser Kopie handelt es sich um mRNA. Sie steuert die Produktion des Proteins und wird anschließend entsorgt. RNA-Impfstoffe ähneln solchen kurzlebigen Kopien von chromosomalen Rezepten; aber anders als diese bewirken sie Produktion von Proteinen, die nicht zu unserem Körper gehören. Stattdessen induzieren sie die Bildung fremder Antigene, wie z. B. dem Spike-Protein von SARS-CoV-2.

Mit jeder Injektion eines solchen Impfstoffs werden mehr als eine Milliarde Kopien (mRNA-Moleküle) verabreicht. Die Massenproduktion der Impfstoff-mRNA erfordert die massenhafte Verfügbarkeit des DNA-Rezepts. Wie kann dies erreicht werden?

Die Methode zur Lösung dieses Problems stellt einen Grundpfeiler der Gentechnologie dar. Die Milliarden und Billionen von Kopien der DNA-Rezepte stammen von Bakterien. Die Rezepte sind in winzigen bakteriellen Chromosomen enthalten, so genannten Plasmiden. Bakterienzellen können sich alle 20 Minuten teilen – jede Stunde verachtfacht sich also die Zahl der Zellen. So können in wenigen Tagen wirklich unzählige Bakterien aus einer Flüssigkultur geerntet werden, und jede einzelne Bakterienzelle wird viele Exemplare des betreffenden Plasmids enthalten. Plasmide sind leicht zu manipulieren. Es können fremde Rezepte, d. h. Gene, die z. B. für virale Proteine kodieren, eingefügt werden. Nach der bakteriellen Vermehrung werden die Plasmide geerntet und dann als Vorlage für die Herstellung der mRNA-Kopien verwendet. Die RNA-Moleküle werden schließlich in winzige Fettkügelchen, so genannte Lipid-Nanopartikel (LNP), verpackt. Die wesentlichen Bestandteile der LNP werden synthetisch hergestellt und sind bekanntermaßen selbst giftig. Außerdem wurden die speziellen von Pfizer/BioNTech und Moderna verwendeten Lipid-Verbindungen noch nicht einmal am Menschen getestet, bevor die mRNA-Impfstoffe beider Hersteller die Notfallzulassung erhielten[24,25,26,27]. Dies stellt ein unbestreitbares und völlig unnötiges Gesundheitsrisiko dar.

Die LNP-Verpackung der RNA schützt diese vor Zerstörung, so dass sie über den Blutkreislauf zu allen Organen des Körpers gelangen kann.

Dort wirken die LNP wie trojanische Pferde. Sie werden von den Zellen aufgenommen, und die mRNA wird freigesetzt. Es folgt die Produktion des Spike-Proteins. Dieses löst dann die Immunreaktion aus, einschließlich der Bildung spezifischer Antikörper, die uns vor zukünftigen Infektionen schützen sollen.

Das Immunsystem erkennt und zerstört jedoch Körperzellen, die fremde Proteine produzieren. Natürlicherweise kommt dies vor, wenn unsere Zellen mit Viren infiziert werden. Diese Fähigkeit, fremde Proteine als solche zu erkennen, ist bei unserer Geburt bereits vorhanden. Sie schützt uns das ganze Leben lang, da virusinfizierte Zellen auf diese Weise wirksam eliminiert werden. Sie kann nicht unterdrückt werden. Wenn also mRNA, die für ein fremdes Protein kodiert, in eine Zelle eingeschleust wird, dann wird diese Zelle vom Immunsystem angegriffen.

Die Abstoßung von transplantierten Organen veranschaulicht diese elementare Tatsache. Wenn Sie meine Niere erhalten, stoßen Sie diese ab. Sie erhalten meine zweite Niere, und die zweite Abstoßung folgt, nur diesmal schneller und wütender. Die gleichen Prinzipien liegen der sich stetig steigernden Schadwirkung von wiederholten Impfstoff-Injektionen zugrunde.

Die Anzahl der in LNP verpackten RNA-Kopien, die mit jeder Injektion verabreicht werden, ist gigantisch. Im ganzen Körper werden Myriaden von Zellen von unserem Immunsystem angegriffen werden. Dieser Angriff kann erst dann zum Stillstand kommen, wenn die Produktion des fremden Proteins beendet ist. Aber wie lange wird dies dauern? Nur ein paar Tage, wie die Impfstoffhersteller und Zulassungsbehörden uns immer versichert haben?

In den letzten zwei Jahren wurden alarmierende Beobachtungen gemacht, die mit dieser Behauptung unvereinbar sind. Bei den Geimpften wurden Wochen und sogar Monate nach den Injektionen Spike-Protein und Entzündung in vielen Organen festgestellt[28,29,30], was mit schweren und oft tödlichen Erkrankungen einherging. Aber wie könnte man diese unerwartete, anhaltende Produktion eines mRNA-kodierten Proteins erklären?

Eine zugleich plausible und erschreckende Antwort lieferte die Entdeckung von McKernan und Kollegen, welche sie vor einem Jahr veröffentlichten[31]. Wir hatten bereits besprochen, dass bei der Impfstoffherstellung die mRNA anhand von Plasmid-DNA-Vorlagen gebildet wird. Bevor die mRNA dann in LNP verpackt wird, muss zunächst diese DNA beseitigt werden. Andernfalls könnte die Plasmid-DNA zusammen mit der RNA in den Lipidkügelchen eingeschlossen werden. McKernan entdeckte nun, dass dieser entscheidende Schritt der Entfernung der Plasmid-DNA nicht sorgfältig durchgeführt worden war. In vielen Impfstoff-Chargen von Pfizer und Moderna wurden weit überhöhte Mengen an Plasmid-DNA gefunden.

Die Ergebnisse von Kevin McKernan wurden vom kollektiven Mainstream heruntergespielt. Die Aufsichtsbehörden erklärten, die Hersteller hätten sie über das Vorhandensein von DNA informiert; dies habe sie aber nicht von der Zulassung abgehalten, da die gemeldeten Werte unterhalb der von der WHO festgelegten Grenzwerte gelegen hätten. Doch woher stammen diese Grenzwerte? Die Europäische Arzneimittelagentur (EMA) hatte einen Grenzwert von 10 Nanogramm DNA pro Impfstoffdosis festgelegt[32]. Dabei bezog sie sich auf einen WHO-Bericht aus dem Jahre 1998[33]. In diesem technischen Bericht ist zu lesen:

> Nach dem derzeitigen Kenntnisstand kann DNA aus kontinuierlichen Zell-Linien ... bis zu 10 ng pro gereinigte Dosis jetzt als akzeptabel gelten ... Die neue Obergrenze ... gilt nicht für Produkte, die aus mikrobiellen Zellen, diploiden Zell-Linien oder primären Zellkulturen stammen.

Wir sehen, dass der WHO-Bericht zwischen zwei Arten von DNA unterscheidet. Die eine gilt als gefährlicher als die andere, und ihre Menge ist daher auf den genannten Wert beschränkt. Doch in welche der beiden Kategorien gehört die in den mRNA-Impfstoffen enthaltene Plasmid-DNA – in die mehr oder die weniger gefährliche?

Sie gehört eigentlich in keine der beiden, denn die WHO-Richtlinie geht implizit davon aus, dass jede in einem Medikament oder Impfstoff enthaltene DNA nicht mehr als das ist: „nackte" DNA, deren Aufnahme in die Zellen unseres Körpers sehr ineffizient sein wird. Im Gegensatz dazu wird aber die kontaminierende DNA in den Impfstoffen eine LNP-Verpackung haben, genauso wie die mRNA. Diese Verpackung bewirkt eine weitaus effizientere Aufnahme der DNA in die Zellen unseres Körpers (siehe unten). Es wäre daher notwendig gewesen, mit neuen, sorgfältig geplanten Experimenten einen „sicheren" Grenzwert für LNP-verpackte DNA zu ermitteln. Aber nehmen wir einmal an, dass der von der EMA festgelegte Grenzwert akzeptabel ist. Wohin führt uns das?

In ihrem bereits zitierten Bericht[32] behauptet die EMA, dass alle Impfstoffproben, die sie von Pfizer/BioNTech vor der Zulassung erhalten hatte, den EMA-Grenzwert für die Menge von Rest-DNA einhielten. Offensichtlich hat die EMA jedoch nach der Zulassung keine kontinuierliche Qualitätskontrolle sichergestellt; und dasselbe gilt für alle anderen Aufsichtsbehörden weltweit. Dies ist aus den Erkenntnissen von Kevin McKernan zu schließen, wonach der DNA-Gehalt in allen getesteten Impfstoffchargen den Grenzwert von WHO und EMA übersteigt, in einigen Fällen um das Tausendfache[34].

So gelangen wir zu der unglaublichen, schockierenden Erkenntnis, dass die Herstellung dieser verhängnisvollen Impfstoffe ohne jegliche Kontrolle erfolgte, und dass Hunderte von Millionen Menschen mit Impfstoff-Chargen gespritzt wurden, die in grober Weise gegen die Zulassungsbedingungen verstießen. Nun ist es verboten, ein Medikament zu injizieren, das nicht den in der Zulassung festgelegten Spezifikationen entspricht. Die fortdauernde Injektion dieser Impfstoffe ist daher aus unserer Sicht nichts weniger als ein krimineller Akt. So weit ist es mit unseren Regierungen in ihrer trostlosen Unwissenheit gekommen, dass sie dies ihren eigenen Bürgern angetan haben und weiter antun.
Man beachte: Die zuständigen Behörden in den westlichen Ländern haben es aktiv abgelehnt zu klären, ob McKernans Team Recht haben könnte. Stattdessen rufen sie im Chor: Die DNA wird gar nicht erst den Weg in die Zellen finden. Und sollte sie es doch tun, dann wird sie dort schnell abgebaut und zerstört. Und außerdem: Der Zellkern ist durch eine undurchdringliche Membran vom Zytosol der Zelle getrennt, so dass die fremde DNA niemals in den Kern gelangen könnte, um dort ihre Funktion zu entfalten.

Das einzig Gute an dieser erschreckenden Geschichte ist, dass die verantwortlichen Behörden sich jetzt selbst verraten haben. Sie stehen mit dem Rücken zur Wand, und dies ist für jeden sichtbar. Die staatlichen Institutionen sind offensichtlich bei diesem, unserer Einschätzung nach, monströsen Verbrechen mit den Tätern im Bunde. McKernans Erkenntnisse müssen bei jedem, der auch nur den geringsten Schimmer von Biologie hat, die Alarmglocken schrillen lassen. Es ist klar, dass LNP-verpackte Plasmid-DNA mit hoher Effizienz in unsere Zellen gelangen wird. Die Kernmembran kann die Chromosomen nicht durchgehend schützen; sie löst sich bei jeder Zellteilung auf, und die fremde DNA wird dann in die neu gebildeten Kerne der Tochterzellen aufgenommen. Und diese Aufnahme reicht an sich schon aus, um eine lang anhaltende Produktion der kodierten Proteine hervorzurufen – eine Integration in die DNA unserer Chromosomen ist hierfür nicht erforderlich[35].

Wenn es andererseits doch zu einer solchen Integration kommt, dann birgt dies noch zusätzliche Gefahren (siehe weiter unten).

Die Ergebnisse von McKernan wurden inzwischen von anderen Labors in den USA und Kanada bestätigt. Wir berichten nun über weiterführende Experimente, die von einem Team erfahrener deutscher Forscher an Chargen des BioNTech-Impfstoffs durchgeführt wurden. Erstes Ergebnis: Wie schon zuvor wurden in allen sechs untersuchten Chargen große Mengen an bakterieller DNA nachgewiesen. Alle zuvor von McKernan auf dem Plasmid gefundenen genetischen Elemente wurden auch hier wieder identifiziert. Dies betrifft auch den sogenannten SV40-Promotor, ein sehr spezielles Element, dessen Vorhandensein der Öffentlichkeit und auch den Aufsichtsbehörden verschwiegen worden war.

Warum Pfizer und BioNTech den SV40-Promotor in ihr Plasmid eingebaut haben, ist eine höchst interessante Frage. Er ist für die Produktion von Spike-mRNA nicht erforderlich, und auf dem von der Firma Moderna zur Impfstoffherstellung verwendeten Plasmid ist er auch nicht vorhanden. Der SV40-Promotor hat aber die faszinierende Fähigkeit, sich selbst und angehängte DNA-Sequenzen durch eine intakte Kernmembran zu schmuggeln, selbst in solchen Zellen, die nicht gerade dabei sind, sich zu teilen. Wir überlassen es Ihnen, darüber nachzudenken, was das bedeutet.

Die nächste Frage lautet: Kann Plasmid-DNA in menschliche Zellen aufgenommen werden und dort für längere Zeit verbleiben? Die Antwort lautet: Ja! Das Forscherteam fand heraus, dass die Aufnahme der DNA rasch erfolgt, und dass sie danach viele Tage lang in den Zellen verbleibt und selbst nach einem Zyklus der Zellteilung noch nachweisbar ist. Die Behauptung, dass aufgenommene DNA schnell zerstört wird, ist also völlig falsch – sie stellt eine gefährliche medizinische Fehlinformation dar.

Nächste Frage: Werden Zellen nach Aufnahme des Impfstoffs für längere Zeit Spike-Proteine produzieren? Die Antwort lautet: Ja! Die Spike-Produktion begann innerhalb weniger Stunden und hielt über viele Tage an.

Nun gibt es viele Präzedenzfälle dafür, dass fremde DNA in das „Buch des Lebens", in die Chromosomen von Zellen und von Versuchstieren, eingefügt werden kann. Die möglichen Folgen sind vielfältig, unabsehbar. Eine Störung des fein abgestimmten Mechanismus, der die

Teilung und Entwicklung der Zelle steuert, kann zu Krebs führen. Die Veränderung von Genen, die als Teil des Immunsystems fungieren, kann zu dessen Störung führen. Die Störung von Genen in Zellen des Gehirns kann jede erdenkliche neurologische Krankheit verursachen. Wenn die fremde DNA sich in die Chromosomen von Spermien oder befruchteten Eizellen einfügt, dann werden die daraus resultierenden veränderten Eigenschaften vererbbar sein.

Dies führt zu unserer letzten Frage: Müssen wir befürchten, dass die bakterielle DNA aus den Impfstoffen ebenfalls in menschliche Chromosomen eingebaut werden könnte? Um diese Frage zu klären, schickte das deutsche Team seine mit Impfstoff behandelten Zellkulturen an Kevin McKernan, mit der Bitte um komplette Sequenzierung der DNA der Zellen. Die Ergebnisse können auf Kevin McKernans Substack (Anm.: eine US-amerikanische Website) eingesehen werden[36]. Die Antwort lautet wieder: Ja! der Nachweis von bakterieller DNA in den Chromosomen solcher Zellen ist derzeit bereits nahezu komplett.

Wenn dies in isolierten Zellen geschieht, gibt es dann irgendeinen ersichtlichen Grund, warum dies nicht auch im Körper geschehen sollte? Diesmal, und nur diesmal, lautet unsere Antwort: Nein.

Heute, hier und jetzt, stehen wir vor der Erkenntnis, dass Regierungen rund um den Globus ein für uns nur als satanisch zu bezeichnendes Programm begonnen haben dürften, das Millionen von unglücklichen Menschen rund um den Globus verstümmelt, getötet und genetisch verändert haben dürfte. Und dieses Programm soll noch ausgeweitet werden; die WHO beabsichtigt, konventionelle Impfstoffe in der Human- und Veterinärmedizin generell durch mRNA-Injektionspräparate zu ersetzen. Die WHO sagt uns, dass die COVID-Impfstoffe ihre Sicherheit so eindrucksvoll bewiesen hätten, dass eine eingehende Prüfung künftiger mRNA-Impfstoffe gegen andere Erreger gar nicht mehr erforderlich sei. Aber nichts könnte weiter von der Wahrheit entfernt sein als diese trostlose Bankrotterklärung medizinischer Wissenschaft[37–39].

Liebe Mitbürgerinnen und Mitbürger, um Ihrer selbst und Ihrer Lieben willen – vergessen Sie dieses Eine nie: Die Expression eines fremden Antigens in einer Zelle unseres Körpers wird immer zu einem Angriff des Immunsystems auf diese Zelle führen. Da nun jeder neue mRNA-Impfstoff sein eigenes fremdes Antigen kodiert, wird auch jeder von ihnen Schäden anrichten, genauso wie wir es bei den gentechnischen Impfstoffen gegen COVID-19 gesehen haben. Und wie zuvor werden sich diese Schäden mit jeder Auffrischung verschlimmern.

Sehr wahrscheinlich wird auch die Kontamination von mRNA-Impfstoffen die Regel sein, da es kein kosteneffizientes Verfahren gibt, um die in Massenproduktion hergestellte mRNA zuverlässig von den Plasmiden zu trennen – und ohnehin niemand scheint über die Einhaltung irgendwelcher Herstellungsnormen zu wachen.

Das WHO-Programm bedroht die Menschheit. Es bedroht SIE und Ihre Liebsten. Völker der Welt, vereinigt euch und rettet uns vor diesem Wahnsinn. Stoppen wir die mRNA-Impfstoffe – stoppen wir die WHO.

UPDATE IM SOMMER 2024 UND ZUKUNFTS-AUSBLICK

Seit dem Entstehen Ihrer Biografie hat sich einiges getan, warum wir uns heute noch einmal zu einem Gespräch treffen. Unter anderem lag damals das erste Gerichtsverfahren noch vor Ihnen. Wie lief dieses für Sie?

Die letzten 12 Monate ist Entscheidendes passiert. Der Kreis schließt sich jetzt endgültig. Zu meinem Gerichtsverfahren muss ich sagen: Der 23. Mai 2023 wurde zu einem der wichtigsten Tage in meinem Leben, weil ich damals Wundersames erlebte, nämlich die „Wiederauferstehung" der deutschen Justiz. Ich hatte drei der wunderbarsten Anwälte an meiner Seite: Martin Schwab, Sven Lausen und Tobias Weissenborn. Es war ein Erlebnis, wie sie das Ganze vor meinen Augen im Gericht vollführten. Dann kam der Richter, Dr. Grundmann, und lange Rede kurzer Sinn: Ich wurde von ihm freigesprochen. Ohne Wenn und Aber, völlig klar. Ich war stolz auf Dr. Grundmann und auf das Amtsgericht Plön.
Auf der anderen Seite war Generalstaatsanwältin Füssinger. Sie verkörperte aus meiner Sicht alles, was in diesen Tagen und diesen Jahren in Deutschland an schlechter Justiz gelaufen ist. Es wurde während der Verhandlung offensichtlich, dass mein Verfahren politisch gesteuert wurde. Nach meinem Freispruch verschwand Frau Füssinger und telefonierte – ich weiß nicht mit wem. Sie kam zurück und gab bekannt: „Es wird Rechtsmittel gegen den Freispruch eingelegt."

Das Verfahren ist also tatsächlich nicht beendet. Der Termin für die nächste Anhörung im Landgericht Kiel steht noch nicht fest.
Das wiederum hat durchaus eine positive Seite, denn jetzt werden viel mehr Menschen aus der ganzen Welt nach Kiel schauen. Nicht zuletzt auch durch die Biografie, die mittlerweile auch in meiner ursprünglichen Heimat Thailand in der Landessprache erhältlich ist. Sie wird von vielen Menschen dort gelesen, da ich aus einer der ältesten Familien Thailands komme. Die Nachricht über dieses skandalöse Verfahren gegen mich hat Breitenwirkung.

Was geschah in dieser Zeit rund um die erste Verhandlung für Sie noch Einschneidendes?

Dieses Buch erschien praktisch zeitgleich mit dem Freispruch. Dicht bei dicht folgte dann aber eine der größten Tragödien in meinem Leben:

Mein Freund, der Pathologe Arne Burkhard, verunglückte am 30. Mai 2023. Das war so schrecklich, dass die ganze Freude über meinen Freispruch auf einmal weit weg war. Auch das Erscheinen des Buches war plötzlich völlig bedeutungslos gegen den Tod des so großartigen Mannes, des so großartigen Wissenschaftlers und so großartigen Menschen.

Der Verlust traf Sie nicht nur persönlich schwer. Welche Auswirkungen hatte er für die Arbeit des Vereins Mediziner und Wissenschaftler für Grundrechte, Freiheit und Demokratie (MWGFD)?

Es traf unseren Verein ganz hart und legte alle, die in diese Bewegung involviert waren, fast lahm. Die pathologischen Untersuchungen brachen sofort zusammen, es kam zum Stillstand.
Die nächsten Monate waren schrecklich. Die Suche nach einer Lösung forderte uns alles ab. Nun hat der Verein eine GmbH mit einem Institut für molekulare Diagnostik gegründet – „Inmodia". An unserem Institut werden Laborbestimmungen und Gennachweise durchgeführt und wir arbeiten mit externen Pathologen zusammen. Mit der Gruppe um Dr. Michael Mörz und Priv.Doz. Dr. Christiane Jakob in Dresden waren wir von Anfang an vernetzt. Weiter ist auch Prof. Walter Lang dabei, der mit Prof. Burkard zusammengearbeitet hatte und eng mit ihm befreundet war. Darüber hinaus haben wir jetzt zwei Partner-Laboratorien in Österreich.

Sind Sie im Verein noch aktiv tätig?

Es gibt einen neuen Vorstand. Ich bin als erster Vorsitzender von MWGFD zurückgetreten und nur noch Ehrenvorsitzender ohne Verpflichtungen. Ich werde mich mehr um das Privatleben, um meine Familie kümmern.

Hat sich seit unserem letzten Gespräch hinsichtlich der mRNA-Impfungen etwas Entscheidendes ereignet?

Ja, im Frühjahr 2023 kam die große Nachricht aus Amerika: Kevin McKernan und sein Team berichteten, dass die von ihnen untersuchten Impfstoffe hochgradig mit Plas-mid-DNA verunreinigt waren. Die deutschen Impf-Fans taten diesen Befund jedoch ab mit „Kevin McKernan, wer ist das schon? Ein Amerikaner, der deutsche Impfstoffe untersucht. Weiß der Kuckuck, was dahinter steckt" ...

Das war im höchsten Maße peinlich und beschämend: Kevin McKernan war ein Leiter des Humangenomprojekts, das 1990 mit dem Ziel gegründet wurde, das Genom des Menschen vollständig zu entschlüsseln. Die internationalen Forschungsarbeiten wurden 2003 erfolgreich abgeschlossen. Kaum einer weiß über Gen-Sequenzierung mehr als Kevin McKernan. Und wenn er sagt, er hat Plasmid-DNA in den Impfstoffen gefunden, dann ist es so. Punkt. Stattdessen kommen unsere Experten vom Paul-Ehrlich-Institut und sagen: „Nehmt die Sache nicht so ernst. Es ist alles nicht so schlimm."
Damit entlarven sie sich selbst: Entweder sind sie unglaublich ignorant oder sie versuchen die Wahrheit zu verbergen. Jedenfalls hielt das Paul-Ehrlich-Institut es nicht für nötig, dem Befund aus Amerika nachzugehen.

Das taten zum Glück andere. Im Mai 2024 erschien die wissenschaftliche Publikation von Prof. Brigitte König und Dr. Jürgen Kirchner, in der klar aufgezeigt wird, dass deutsche Impfstoff-Chargen ebenfalls mit Bakterien-DNA kontaminiert sind[40].

Ist die Zulassung von weiteren genbasierten Impfstoffen geplant?

Die WHO hat im Herbst letzten Jahres erklärt, dass möglichst alle Impfungen auf mRNA-Basis gestellt werden sollten. Darüber hinaus sind mRNA-Gen-Therapeutika gegen Herzkreislauf-Erkrankungen, Diabetes und andere Zivilisationskrankheiten in der Entwicklung.

Natürlich sind alle zum Scheitern verurteilt. Sie können nur unermesslichen Schaden anrichten. Die Gründe hierfür haben wir in einem Schriftstück für die Allgemeinheit zusammengefasst (Anm.: siehe Exkurs auf Seite 134). Zum Glück haben die Menschen es selbst in der Hand, diese Katastrophe abzuwenden. Zu den im Exkurs ausgeführten zwingenden Gründen, mRNA-Impfungen kategorisch zu verbieten, gesellt sich noch ein Trumpf dazu: Prof. Dr. Francis A. Boyle, einer der angesehensten Juristen Amerikas und Verfasser des US-Biowaffengesetzes, hat kürzlich öffentlich eine eidesstattliche Erklärung abgegeben. Darin steht, dass die genbasierten Covid-19-Impfstoffe die Kriterien von biologischen Massenvernichtungswaffen erfüllen. Das muss doch wirklich reichen.

Affidavit

Pursuant to 28 USC 1746, I, Francis A. Boyle declare under penalty of perjury that the statements contained herein are true and correct to the best of my knowledge.

I am Francis A. Boyle, a professor of international law at the University of Illinois College of Law. I received an AB (1971) in Political Science from the University of Chicago, then a JD degree magna cum laude from Harvard Law School, and AM and PhD degrees in Political Science from Harvard University.

I have advised numerous international bodies in the areas of human rights, war crimes and genocide, nuclear policy, and bio-warfare. In 1985 I publicly called for and then drafted the U.S. domestic implementing legislation for the Biological Weapons Convention, known as the Biological Weapons Anti-Terrorism Act of 1989, that was approved unanimously by both Houses of the U.S. Congress and signed into law by President George H.W. Bush with the approval of the United States Department of Justice. See my book *Biowarfare and Terrorism* (Clarity Press: 2005).

It is my expert opinion that, 'COVID-19 nanoparticle injections' or 'mRNA nanoparticle injections' or 'COVID-19 injections meet the criteria of biological weapons and weapons of mass destruction according to Biological Weapons 18 USC § 175; Weapons and Firearms § 790.166 Fla. Stat. (2023).

I hereby certify that the stylistically edited transcript of an interview I had with Stew Peters is a fair and accurate statement of my professional opinion on the matters set forth therein. See the attached Exhibit.

Respectfully submitted by
Francis A. Boyle
Professor of Law

Signature: Fran A. Boyle Date: 5/27/2024

Eidesstattliche Erklärung von Francis A. Bolye[41]

Fast zeitgleich mit Ihrem ersten Buch Corona-Fehlalarm erschien das Buch „Chronik einer angekündigten Krise" von Paul Schreyer[45]. Muss man heute davon ausgehen, dass die Pandemie tatsächlich eine „Plandemie" war, geführt mit dem Ziel, diese Impfstoffe einzuführen?

Die Einführung der mRNA-Impfung war sicherlich ein Hauptziel. Das ist endgültig klargeworden, nachdem durch die wundervolle Arbeit von Paul Schreyer die Protokolle des RKI-Krisenstabs freigeklagt werden konnten. Diese Protokolle umfassen den Zeitraum von Januar 2020 bis

Mai 2021. Es sind über 2000 Seiten, die am 1. Juni 2024 entschwärzt freigeben wurden – auf den Tag genau an dem Tag, an dem ich 61 Jahre zuvor deutschen Boden betreten habe.

Bodo Schiffmann, Vorkämpfer der ersten Stunde, hat die wichtigsten Stellen dieser Protokolle herausgesucht und die Inhalte laienverständlich ausgelegt[42]. Sie eröffnen ungeahnte Möglichkeiten. Aus den offiziellen RKI-Protokollen geht nämlich hervor, dass Paul Schreyer mit seinen Vermutungen richtig lag. Alles war geplant, von A bis Z. Die Verantwortlichen wussten sehr wohl, dass das Virus nicht besonders gefährlich war. Damit fehlte jegliche Begründung für alle Corona-Maßnahmen, die rückblickend als Verbrechen des Staats an der eigenen Bevölkerung erkannt werden müssen. Das Volk muss jetzt aufstehen und die Verantwortlichen zur Rechenschaft ziehen. Dabei muss die nach meiner Einschätzung kriminelle Impfkampagne insgesamt gestoppt werden. Die Begründung ist einfach und glasklar, sie steht für jeden ersichtlich auf Seite 725 der Protokolle vom 22. April 2020[43]:

<table>
<tr><td>5</td><td>RKI-Strategie Fragen
a) Allgemein Konzept COVID-19 Impfen
• Das RKI hat den Auftrag erhalten ein Impfkonzept zu entwickeln, ███ hat dies mit ███ vom BMG besprochen, es ist zweiteilig
• 1. Entwicklung einer Impfempfehlung, inklusive Priorisierung von erstzuimpfenden Personengruppen, hierzu wird diese Woche eine STIKO-Arbeitsgruppe etabliert, es soll auch vorab Modellierungen stattfinden, hierzu wurde ein Antrag an BMBF gestellt
• 2. Vorbereitung der Einführung einer Impfung
o Es werden mehrere Impfstoffe kommen, die im Schnelldurchgang entwickelt und geprüft wurden
o Relevante Daten werden erst Post-Marketing erhoben
o Konzept mit vielen Aspekten muss gemeinsam mit dem PEI entwickelt werden: Risikokommunikation, welche Impfungen, Besonderheiten, Impfquoten Monitoring, welche Personengruppe erhält welchen Impfstoff, möglicherweise gibt es verschiedene Typen, spezielles Monitoring der Impfung, was geht durch bereits etablierte Systeme, wo sind flankierende Systeme oder Erhebungen notwendig, wie läuft die Dokumentation, wer impft, usw.
o Es gibt hierzu auch eine AG am BMG, und die Diskussion wird ebenfalls mit den BL geführt
o Noch zahlreiche zu klärende Fragen, z.B. kann/soll DEMIS hierfür benutzt werden? Sind es Impfzentren,</td><td>FG33</td></tr>
</table>

Auszug aus Seite 725 vom 22. April 2020 der Protokolle des RKI-COVID-19-Krisenstabs

Das bedeutet schlichtweg, dass zu Beginn der Impfkampagne überhaupt keine Daten zur Wirksamkeit und Sicherheit dieser Impfstoffe bekannt waren. Es gab keine Daten, also dienten die Menschen als „Versuchstiere". Deshalb muss das Volk aus meiner Sicht jetzt aufstehen und die Verantwortlichen verklagen.

Der Kreis ist jetzt geschlossen. Sie sind überführt. Die Menschen, die involviert waren, müssen sich jetzt bekennen. Entweder sie drehen um und bekennen: „Wir haben uns vertan, wir haben es nicht gewusst", oder sie sollten verklagt werden. Und die meisten haben es auch nicht gewusst, nicht die Lehrer und auch nicht die meisten Ärzte. Also haben sie jetzt noch die Möglichkeit, um Verzeihung zu bitten und öffentlich zu bekennen, dass sie eine Kehrwende machen. Sie sollten auch finanziell etwas in einen Fonds beitragen, der für die Entschädigung der Impfopfer und Maßnahmenopfer eingerichtet werden müsste, die durch diese Maßnahmen ihre Existenz verloren haben.

Die Staatsanwaltschaft ist gegenüber dem Justizministerium weisungsgebunden. Das heißt, die verantwortlichen Behörden könnten die Einstellung von gegen sie gerichteten Ermittlungen der Staatsanwaltschaft veranlassen.

Ja, das scheint tatsächlich so zu sein. Befreundete Juristen haben deswegen einen anderen Weg aufgezeigt, der mir hoffnungsvoll erscheint. Die Impfärzte sollen wegen grober Verletzung ihrer Aufklärungspflicht angezeigt werden. Eine entsprechende Muster-Strafanzeige steht bereits zur allgemeinen Verfügung. Jede geimpfte Person kann sie kostenlos aus dem Internet[44] herunterladen und beim zuständigen Landgericht einreichen. Die Begründung der Anzeige ist kurz, aber zwingend.

Auch wenn es sehr viele Impfopfer geben dürfte: Glauben Sie, dass diese wirklich reagieren und ihre Ärzte anzeigen werden?

Es gibt darunter Millionen, die in den Impfzentren und von impfwütigen Ärzten massenweise und praktisch „anonym" abgefertigt wurden. Außerdem werden wir versuchen klarzumachen, dass die Erstattung der Anzeigen Leben retten wird.

Inwiefern?

Die angezeigten Ärzte werden einen Schuss vor den Bug bekommen. Sie werden sich dieses Mal vielleicht glimpflich aus der Affäre ziehen können, nicht aber ein zweites Mal, wenn sie wieder zu einer ähnlichen Spritze greifen. Damit sind nicht nur die nächsten möglichen Opfer gerettet, sondern die Ärzte retten sich auch selbst!

Sehen Sie die Zeit einer Wende gekommen?

Ich bete, dass sie gekommen ist. Ich bete, dass wir gemeinsam die Kraft aufbringen werden, den Weg zurück zum Menschsein und zur Menschlichkeit zu gehen. Der Weg führt über Bildung, über die höchste Gabe des Schöpfers an den Menschen. Holen wir sie, die Bildung von Geist und Seele, in unsere Mitte zurück. Mit ihren hellen Strahlen werden wir den Weg aus der Finsternis finden – den Weg zurück zur Wahrheit und zur Weisheit.

EIN NACHWORT DES VERLAGES

Ein brillanter, seriöser Wissenschaftler, ein einfühlsamer, aufrichtiger und gewissenhafter Mediziner, ein herausragender Lehrer sowie fried- und liebevoller Mensch – Professor Dr. Sucharit Bhakdi.

Bis vor einigen Jahren noch geschätzter Interviewpartner der großen Medienanstalten – immer dann, wenn es galt, eine ruhige, bedachte Einordnung einer möglicherweise drohenden gesundheitlichen Gefahr für die Menschheit zu hören. In einer Zeit, als diese Medien in Deutschland noch nicht die politischen Vorgaben blind zu erfüllen und übertreffen, sondern teilweise noch eine Kontrollfunktion im Staat auszuüben schienen.

Über Nacht sollte der Diplomatensohn thailändischer Eltern, geboren in den USA, aufgewachsen auf mehreren Kontinenten, mit großen wissenschaftlichen Forschungserfolgen in verschiedenen gewichtigen und für die Corona-Pandemie relevanten Bereichen, plötzlich ein Schwurbler, Verschwörungstheoretiker, Antisemit und Rechtsradikaler geworden sein. Nach Erscheinen dieses Buches im Juni 2023 steht ihm sogar ein Strafverfahren wegen Volksverhetzung und vermeintlich antijüdischer Aussagen ins Haus, obwohl sich sogar mehrere jüdische Vereinigungen schützend vor ihn stellen.
Wer diesen Mann hört und sieht, wird wahrnehmen, was an diesen Vorwürfen dran ist. Allein sein Lebensweg kann darüber Zeugnis geben, wie absurd diese Vorwürfe gegen ihn sind.

Während er anfänglich noch glaubte, mit seinem Video an die ehemalige deutsche Bundeskanzlerin die Politik und damit das Volk vor (weiteren) schweren medizinischen Fehlern bewahren zu können, war es ihm in den Monaten und Jahren danach deutlich anzusehen, dass ihn die Entwicklungen rund um die ausgerufene Corona-Pandemie inklusive der experimentellen mRNA-Injektionen menschlich fassungslos bis verzweifelt machten. Er und seine Frau konnten durch die intensive Aufklärungsarbeit unzähligen Menschen das Leben retten. Man sah Prof. Dr. Sucharit Bhakdi dennoch auch seine Verzweiflung darüber an, dass er nicht noch mehr bewirken konnte.

Auf der einen Seite standen die Mainstream-Medien, die ihn mit einer Diffamierungskampagne überzogen. Ehemalige Kollegen der Universitäten und Fachverbände, für die er jahrzehntelang Großes geleistet und oft auch intensive ehrenamtliche Tätigkeiten ausgeübt hatte, kehrten ihm den Rücken, als ob sie nichts von seiner Seriosität und Fachkenntnis wüssten und ihn auch als Menschen nicht mehr zu kennen schienen. Die menschliche Enttäuschung darüber war ihm in unseren Gesprächen anzumerken.

Auf der anderen Seite gewann er in den letzten Jahren die Herzen von Millionen Menschen, die ihn als Mediziner, Wissenschaftler und darüber hinaus als Menschen, der er in jeder seiner Aufgaben auch geblieben ist, schätzen und lieben gelernt haben. Viele tausende Dankesbriefe und stärkende Botschaften von Menschen aus zahlreichen Ländern und jeglichen Alters, tosender Applaus am Rande von Veranstaltungen von Deutschland bis nach Athen, wo der über 70-Jährige als Vortragender oder Besucher teilnahm, internationale Bekanntheit und Wertschätzung noch mehr außerhalb als in Deutschland.

Wir durften Prof. Dr. Sucharit Bhakdi während der Entstehung dieses Buches als einen großartigen, wundervollen Menschen, Wissenschaftler und Mediziner kennenlernen, der uns in vielen Ebenen zutiefst beeindruckt.

Es war sehr berührend zu sehen, wie die Augen von Professor Bhakdi zu leuchten begannen und für einige Momente all die Schwere der letzten Jahre vergessen schien, wenn er

- voll Bewunderung über jene Ärztin sprach, die nicht nur seinen Berufswunsch weckte, sondern ihn auch lehrte, was es heißt, ein anständiger, aufrichtiger, stets dem Wohle der Menschen dienender Arzt zu sein – seine Mutter.

- seine Freude über seine in Ägypten geweckte Liebe zu Briefmarken sowie die Herzensverbindung zur thailändischen und später auch europäischen klassischen Musik, zu ihren Repräsentanten und dem Sammeln von Autogrammen mitteilte.

- in großer Bescheidenheit, sprühender Begeisterung und tiefster Wertschätzung von wissenschaftlichen und medizinischen Kollegen und ihren Fähigkeiten schwärmte, die ihn während seines aktiven Berufslebens an den Universitäten und oftmals darüber hinaus auch als Freunde begleiteten.

Es wäre aus unserer Sicht ein Segen für die Wissenschaft und die Medizin, wenn man die Erfahrungen und das große Wissen und Können dieses aufrichtigen Experten auch politisch wieder schätzen und dafür nutzen würde, um die Lehre junger Menschen wieder in zukunftsträchtige Bahnen zugunsten des Volkes zu bringen. Die vielgefächerten Kenntnisse einer wissenschaftlichen Koryphäe, gepaart mit menschlicher Kompetenz, die noch vieles von dem lernen, erfahren und pflegen durfte, das jüngere Wissenschaftler und Ärzte meist nicht mehr erlernen und erleben dürfen: das Verbindende über die einzelnen Fachbereiche, eine große Vorlesungskultur, den Respekt vor den Patienten und auch der Gesundheit, friedvolle menschliche Hochachtung und das wertschätzende, begeisterte, gegenseitig befruchtende Miteinander mit anderen Wissenschaftlern, seine Dankbarkeit und Bescheidenheit sowie zugleich Demut.

Lieber Herr Prof. Bhakdi,

wir verneigen uns vor Ihnen als Mensch, Mediziner und Wissenschaftler und freuen uns, mit Ihnen dem Weg der Wahrheit ans Licht der Öffentlichkeit verhelfen zu dürfen.

Von Herzen das Allerbeste für Sie und Ihre Familie (und mögen Sie die Saiten Ihres Instrumentes jetzt erst recht wieder erklingen lassen ...)!

Fulda, im Juni 2023

Quellenverzeichnis

1 K Otto, S Bhakdi. Studies on cathepsin B': specificity and properties. Hoppe Seylers Z Physiol Chem. 1969;350(12):1577-88.

2 Bhakdi S, Bjerrum OJ, Rother U, Knüfermann H, Wallach DF. Immunochemical analyses of membrane-bound complement. Detection of the terminal complement complex and its similarity to „intrinsic" erythrocyte membrane proteins. Biochim Biophys Acta. 1975;406(1):21-35. doi: 10.1016/0005-2736(75)90039-5. PMID: 809065

3 Kolb WP, Muller-Eberhard HJ. The membrane attack mechanism of complement. Isolation and subunit composition of the C5b-9 complex. J Exp Med. 1975;141(4):724-35. PMID: 47885

4 Bhakdi S, Ey P, Bhakdi-Lehnen B. Isolation of the terminal complement complex from target sheep erythrocyte membranes. Biochim Biophys Acta. 1976;419(3):445-57. doi: 10.1016/0005-2736(76)90258-3. PMID: 1247570

5 Bhakdi S, Tranum-Jensen J. Molecular nature of the complement lesion. Proc Natl Acad Sci U S A. 1978;75(11):5655-9. doi: 10.1073/pnas.75.11.5655. PMID: 281714

6 Füssle R, Bhakdi S, Sziegoleit A, Tranum-Jensen J, Kranz T, Wellensiek HJ. On the mechanism of membrane damage by Staphylococcus aureus alpha-toxin. J Cell Biol. 1981;91(1):83-94. doi: 10.1083/jcb.91.1.83. PMID: 6271794

7 Bhakdi S, Tranum-Jensen J. Mechanism of complement cytolysis and the concept of channel-forming proteins. Philos Trans R Soc Lond B Biol Sci. 1984;306(1129):311-24. doi: 10.1098/rstb.1984.0092. PMID: 6149576

8 Bhakdi S, Lackner KJ, Han SR, Torzewski M, Husmann M. Beyond cholesterol: the enigma of atherosclerosis revisited. Thromb Haemost. 2004;91(4):639-45. doi: 10.1160/TH03-12-0733. PMID: 15045123

9 Avirutnan P, Punyadee N, Noisakran S, Komoltri C, Thiemmeca S, Auethavornanan K, Jairungsri A, Kanlaya R, Tangthawornchaikul N, Puttikhunt C, Pattanakitsakul SN, Yenchitsomanus PT, Mongkolsapaya J, Kasinrerk W, Sittisombut N, Husmann M, Blettner M, Vasanawathana S, Bhakdi S, Malasit P. Vascular leakage in severe dengue virus infections: a potential role for the nonstructural viral protein NS1 and complement. J Infect Dis. 2006;193(8):1078-88. doi: 10.1086/500949. PMID: 16544248

10 Dasari P, Reiss K, Lingelbach K, Baumeister S, Lucius R, Udomsangpetch R, Bhakdi SC, Bhakdi S. Digestive vacuoles of Plasmodium falciparum are selectively phagocytosed by and impair killing function of polymorphonuclear leukocytes. Blood. 2011;118(18):4946-56. doi: 10.1182/blood-2011-05-353920. PMID: 21911835

11 Dasari P, Heber SD, Beisele M, Torzewski M, Reifenberg K, Orning C, Fries A, Zapf AL, Baumeister S, Lingelbach K, Udomsangpetch R, Bhakdi SC, Reiss K, Bhakdi S. Digestive vacuole of Plasmodium falciparum released during erythrocyte rupture dually activates complement and coagulation. Blood. 2012;119(18):4301-10. doi: 10.1182/blood-2011-11-392134. PMID: 22403252

12 Bhakdi, Sucharit, und Reiss, Karina. Schreckgespenst Infektionen: Mythen, Wahn und Wirklichkeit, mit aktualisiertem Kapitel zu Corona, Goldegg Verlag, 2021.

13 Bhakdi S, Lackner K, Doerr HW. Possible hidden hazards of mass vaccination against new influenza A/H1N1: have the cardiovascular risks been adequately weighed? Med Microbiol Immunol. 2009;198(4):205-9. doi: 10.1007/s00430-009-0130-9. PMID: 19851782

14 Bhakdi S, Krämer I, Siegel E, Jansen B, Exner M. Use of quantitative microbiological analyses to trace origin of contamination of parenteral nutrition solutions. Med Microbiol Immunol. 2012;201(2):231-7. doi: 10.1007/s00430-012-0236-3. PMID: 22484833

15 Reiss K, Cornelsen I, Husmann M, Gimpl G, Bhakdi S. Unsaturated fatty acids drive disintegrin and metalloproteinase (ADAM)-dependent cell adhesion, proliferation, and migration by modulating membrane fluidity. J Biol Chem. 2011;286(30):26931-42. doi: 10.1074/jbc.M111.243485. PMID: 21642425

16 Ndeupen S, Qin Z, Jacobsen S, Bouteau A, Estanbouli H, Igyártó BZ. The mRNA-LNP platform's lipid nanoparticle component used in preclinical vaccine studies is highly inflammatory. iScience. 2021;24(12):103479. doi: 10.1016/j.isci.2021.103479.

17 Mörz M. A Case Report: Multifocal Necrotizing Encephalitis and Myocarditis after BNT162b2 mRNA Vaccination against COVID-19. Vaccines. 2022;10(10):1651. doi: 10.3390/vaccines10101651. PMID: 36298516

18 Bhakdi S, Reiss K, Palmer M. Gene-based Vaccination — Quo Vadis? Global Research. 2022. https://www.globalresearch.ca/gene-based-vaccination-quo-vadis/5797968

19 McKernan K. (2023) Sequencing of bivalent Moderna and Pfizer mRNA vaccines reveals nanogram to microgram quantities of expression vector dsDNA per dose. https://osf.io/b9t7m/

20 Nushida H. et al. (2023) A case of fatal multi-organ inflammation following COVID-19 vaccination. Leg Med 63: 102244.

21 Estep B.K. et al. (2023) Skewed fate and hematopoiesis of CD34+ HSPCs in umbilical cord blood amid the COVID-19 pandemic. iScience 25: 105544.

22 Hanna N. et al. (2022) Detection of Messenger RNA COVID-19 Vaccines in Human Breast Milk. JAMA Pediatr. 176:1268–1270.

23 Weström B. et al. (2020) The Immature Gut Barrier and Its Importance in Establishing, Immunity in Newborn Mammals. Front Immunol. 11:1153.

[24] Food and Drug Administration (2020) FDA briefing document: Pfizer-BioNTech COVID-19 Vaccine. URL: https://www.fda.gov/media/144245/download

[25] Food and Drug Administration (2020) FDA briefing document: Moderna MRNA-1273. URL: https://www.fda.gov/media/144452/download

[26] European Medicines Agency (2021) Assessment report: Comirnaty. URL: https://www.ema.europa.eu/en/documents/assessment-report/comirnaty-epar-public-assessment-report_en.pdf

[27] European Medicines Agency (2021) Assessment report: COVID-19 Vaccine Moderna. URL: https://www.ema.europa.eu/en/documents/assessment-report/spikevax-previously-covid-19-vaccine-moderna-epar-public-assessment-report_en.pdf

[28] Mörz, M. (2022) A Case Report: Multifocal Necrotizing Encephalitis and Myocarditis after BNT162b2 mRNA Vaccination against Covid-19. Vaccines 10:2022060308. URL: https://www.mdpi.com/2076-393X/10/10/1651

[29] Mörz, M. (2022) A Case Report: Acute Myocardial Infarction, Coronal Arteritis and Myocarditis after BNT162b2 mRNA Vaccination against Covid-19. Preprints DOI:10.20944/preprints202209.0051.v1. URL: https://doi.org/10.20944/preprints202209.0051.v1

[30] Palmer, M. und Bhakdi, S. (2022) Vascular and organ damage induced by mRNA vaccines: irrefutable proof of causality. URL: https://d4ce.org/vascular-and-organ-damage-induced-by-mrna-vaccines-irrefutable-proof-of-causality/

[31] McKernan, K. et al. (2023) Sequencing of bivalent Moderna and Pfizer mRNA vaccines reveals nanogram to microgram quantities of expression vector dsDNA per dose. URL: https://osf.io/b9t7m/

[32] Josephson, F. et al. (2020) EMA Rapporteur Rolling Review critical assessment report. URL: https://archive.org/details/EmaRolling

[33] WHO Expert Committee on Biological Standardization (1998) WHO Technical Report Series No. 878. URL: https://www.who.int/publications/i/item/9241208783

[34] McKernan, K. (2023) Pfizer and Moderna bivalent vaccines contain 20-35% expression vector and are transformation competent in E.coli. URL: https://anandamide.substack.com/p/pfizer-and-moderna-bivalent-vaccines

[35] Miao, C.H. et al. (2001) Long-term and therapeutic-level hepatic gene expression of human factor IX after naked plasmid transfer in vivo. Mol. Ther. 3:947-57. URL: https://www.ncbi.nlm.nih.gov/pubmed/?term=11407909

[36] McKernan, K. (2024) Vaccine targeted qPCR of Cancer Cell Lines treated with BNT162b2. URL: https://anandamide.substack.com/p/vaccine-targeted-qpcr-of-cancer-cell

[37] Rancourt, D. et al. (2023) Age-stratified COVID-19 vaccine-dose fatality rate for Israel and Australia. URL: https://denisrancourt.ca/entries.php?id=126

[38] Rancourt, D. et al. (2023) COVID-19 vaccine-associated mortality in the Southern Hemisphere. URL: https://correlation-canada.org/covid-19-vaccine-associated-mortality-in-the-southern-hemisphere/

[39] Palmer, M. et al. (2023) mRNA Vaccine Toxicity. URL: https://doctors4covidethics.org/mrna-vaccine-toxicity/

[40] König B und Kirchner JO (2024) Methodological Considerations Regarding the Quantifi-cation of DNA Impurities in the COVID-19 mRNA Vaccine Comirnaty®. Methods Protoc. 7, 41. https://doi.org/10.3390/mps7030041

[41] Mind Matters and Everything Else with Dr. Joseph Sansonse. URL: https://josephsansone.substack.com/p/breaking-law-professor-that-wrote?utm_source=post-email-title&publication_id=1021940&post_id=145380852&utm_campaign=email-post-title&isFreemail=false&r=pf6gr&triedRedirect=true&utm_medium=email

[42] Schiffmann, Bodo: Die RKI-Files: Das entschwärzte Verbrechen – Was die Menschen in der „Pandemie“ nicht wissen sollten, 2024, URL: https://rki-buch.de

[43] Protokolle des COVID-19-Krisenstabs, Robert Koch Institut. URL: https://www.rki.de/DE/Content/InfAZ/C/COVID-19-Pandemie/COVID-19-Krisenstabsprotokolle_Download.pdf?__blob=publicationFile

[44] Muster-Strafanzeige zum Download: https://kinderrechtejetzt.de/strafanzeige-geimpft-ohne-aufklaerung/

[45] Schreyer, Paul: Chronik einer angekündigten Krise: Wie ein Virus unsere Welt verändern konnte, Westend Verlag, 2020

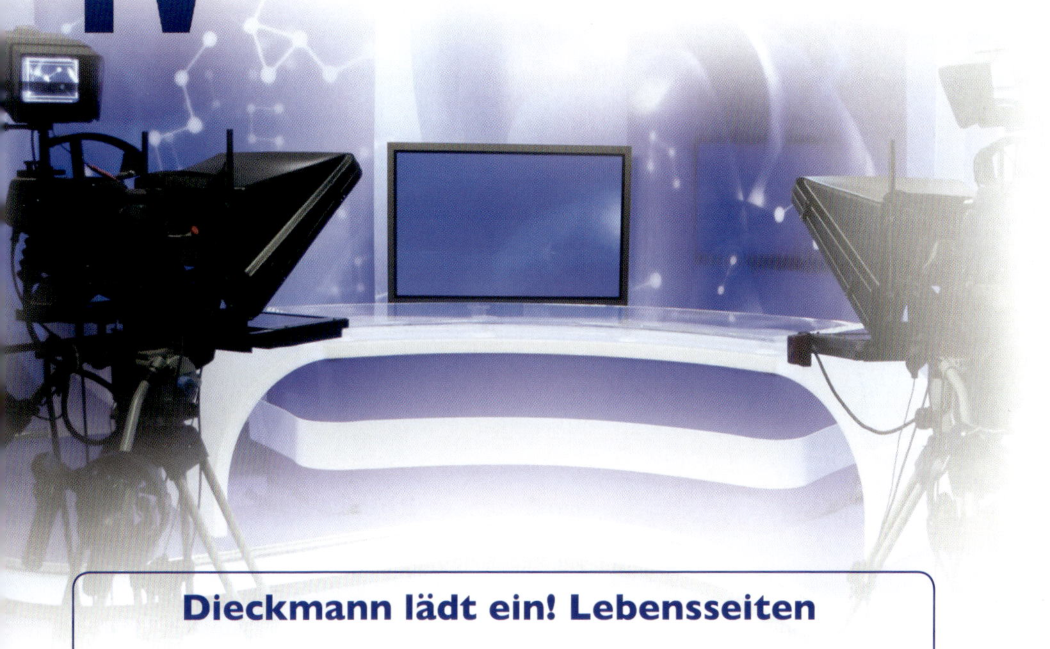